CADERNOS DE INVESTIGAÇÃO APLICADA

Ficha Técnica

[Título]
Cadernos de Investigação Aplicada
Número 6 - Ano 2015

[Edição]
EUL

[Design]
Carlos Monteiro

[ISSN]
2182-1534

[ISBN]
978-1540568106

[Depósito Legal]
249360/06

1ª Edição - Julho 2017

[Contactos]
Rua de São Paulo, 89
1200-427 Lisboa
Tel.: (+351) 21 886 20 42
Fax: (+351) 21 887 27 25

[Todos os direitos desta edição reservados por]
Edições Universitárias Lusófonas
Campo Grande, 376 - 1749-024 Lisboa
Telef. 217 515 500

CADERNOS DE INVESTIGAÇÃO APLICADA

Diretora
Maria Manuela Silva

Subdiretor
Manuel Loureiro

Conselho de Redação
Fernando Oliveira Pereira, Raquel Seiça, Rute F. Vitor, Sara Pinhão, Susana Cristina Pinto

Conselho Consultivo
Maria da Graça Carvalho, IST, Universidade Técnica de Lisboa
José Manuel Canavarro, Universidade de Coimbra
Manuel Alte da Veiga, Universidade do Minho
João Gomes de Sousa, ESSP, Universidade Nova
Bragança de Miranda, Universidade Lusófona, Lisboa
Félix Sagredo, Universidade Complutense de Madrid
Augusto Franco de Oliveira, Universidade de Évora
António Machuco Rosa, Universidade Lusófona, Lisboa
Carlos Alberto Poiares, Universidade Lusófona, Lisboa
Teotónio de Souza, Universidade Lusófona, Lisboa
Camilo Ribeiro, Universidade Lusófona, Lisboa
Áurea Adão, Universidade Lusófona, Lisboa
Teresa Avelar, Universidade Lusófona, Lisboa
Ana Maria Freire, FC, Universidade de Lisboa
Carmen García Pastor, Universidade de Sevilha

Política Editorial

Os Cadernos de Investigação Aplicada têm por objetivo divulgar trabalhos científicos de investigação aplicada na área do ensino/aprendizagem das ciências exatas, das ciências experimentais, das ciências sociais e das humanidades, bem assim como na área da investigação das práticas de ensino/aprendizagem em geral. Os artigos propostos para publicação podem ser aceites sem modificações, recusados ou aceites após modificações sugeridas aos autores e por estes efetuadas. Os trabalhos inéditos aceites para publicação, passam a constituir propriedade editorial dos Cadernos de Investigação Aplicada. A sua reprodução parcial ou integral, por meio digital ou através de processos de impressão, carece de autorização escrita do Diretor dos Cadernos de Investigação Aplicada.

Correspondência

Cadernos de Investigação Aplicada
Rua de São Paulo, 89
1200–427 Lisboa
Tel.: (+351) 21 886 20 42   Fax: (+351) 21 887 27 25

Índice

ARTIGOS

ENSAIOS

ARTIGOS

Competências de alunos com síndrome de Asperger e diferenciação pedagógica

Estudo de dois perfis com base na percepção que os docentes têm do desempenho dos alunos

Fernando Oliveira Pereira[1,2]
Raquel Seiça[3]

Palavras-chave

Síndrome de Asperger, competências, diferenciação pedagógica.

Resumo

A síndrome de Asperger é uma perturbação perversiva do desenvolvimento enquadrada no Espectro do Autismo, caracterizando-se fundamentalmente por dificuldades do paciente no âmbito da interacção social e comunicação interpessoal e por actividades e interesses restritos.

Neste estudo foi utilizada metodologia baseada na observação de comportamentos e no questionário de identificação da frequência de comportamentos, construído pelo autor, tendo-se orientado pela estrutura apresentada num conjunto de questionários já bastante reconhecidos e aplicados ao objecto em questão.

---

[1] Escola Superior de Educação Almeida Garrett, Grupo Lusófona, Rua de São Paulo, nº 89, 1200 – 247 Lisboa, Portugal.
[2] Corresponding author: fopereira@sapo.pt
[3] Escola Secundária de Camarate, Rua Heróis de Mucaba, 2685-458 Camarate, Portugal.

O estudo incidiu sobre as competências de dois alunos com síndrome de Asperger nas vertentes sociais, emocionais, cognitivas, controlo-regulativas e energo-motoras.

Os resultados demonstraram que estes alunos padecentes da Síndrome de Asperger têm défices de desenvolvimento significativos das competências sociais, visíveis no âmbito da sociabilidade, da comunicação interpessoal, da actividade lúdica conjunta e da actividade participativa; das competências emocionais, incidindo no controlo das expressões emocionais; das competências de autocontrolo comportamental, reproduzidas na autonomia, no autodomínio dos seus actos, na plasticidade comportamental, no controlo situacional flexível; das competências energo-motoras, reflectidas na coordenação motora, na resistência sensorial, no controlo das expressões mímicas e patomímicas; das competências cognitivas, identificadas fundamentalmente nos traços de obsessividade inerentes à sua capacidade de memorização e às motivações de ordem cognitiva restritas e estereotipadas.

O desenho dos perfis de competências dos dois alunos é semelhante, porque emerge da mesma estrutura síndromológica. Contudo, os graus de desenvolvimento das referidas competências são diferentes, ainda que ambos deficitários. Especificidade de enorme importância na planificação, orientação e implementação das intervenções formativas, desenvolvimentais e educacionais, implicando a adopção de um paradigma assente na diferenciação pedagógica.

Title

Skills of students with Asperger's syndrome and pedagogical differentiation (Study of two profiles based on the perception that teachers have the performance of these students)

Keywords

Asperger's Syndrome, skills, pedagogical differentiation.

Abstract

The Asperger's Syndrome is a pervasive developmental disorder belonging to the Autism Spectrum, characterized primarily by difficulties related to the patient's social interaction and interpersonal communication as well as by restricted interests and activities.

The methodology used in this study was based on the observation of the behavior and on a questionnaire set up to identify the frequency of specific behaviors, having been guided by the structure of wellknown and widely applied questionnaires designed for the analysis of these cases. The study focused on the skills of two students with Asperger's syndrome in the social, emotional, cognitive, control-regulative and energy-motor dimensions.

The results showed that these students suffering Asperger's Syndrome have significant deficits in social skills development, revealed in their sociability, interpersonal communication, joint playful activity and participatory activity; in their emotional skills, mainly in the control of emotional expressions; in self-control skills, with impact on autonomy, self-control of his actions, behavioral plasticity, flexibility of situational control; in their energo-motor skills, with impact on motor coordination, sensorial resistance, control of mimic and pantomimic expressivity; in their cognitive skills, identified primarily by traits of obsessiveness inherent to their ability to memorize and to their motivations of restricted and stereotyped cognitive order.

The skill profiles of both students are similar, because they emerge from the same syndromic structure. Whereas limited, the degree of development of these skills in either case is different. This is of enormous importance for the planning, development and implementation of training interventions, and implies the adoption of a paradigm based on pedagogical differentiation.

1 Introdução

Na literatura científica as abordagens de pessoas que padecem de perturbações do espectro do autismo, em particular da síndrome de Asperger, é predominantemente da esfera clínica e médico-psiquiátrica, sendo escassas as do domínio da ciência psicológica e das ciências da educação.

Adquirem importância capital as incursões no âmbito da psicologia e da problemática educativa do transtorno com o objectivo de especificar as funções e os mecanismos da estrutura psíquica das pessoas que dele padecem.

Daí a intenção neste estudo de aprofundar o conhecimento acerca da estrutura psicológica das aptidões ou competências na síndrome de Asperger, tendo por finalidade estabelecer perfis concretos para optimizar intervenções educativo-pedagógicas e formativas diferenciadas, adequando-as em conformidade com as especificidades individuais dos alunos.

2 Enquadramento teórico

2.1 Caracterização da síndrome de Asperger

A síndrome de Asperger é uma patologia cuja estrutura nosológica se insere no âmbito de um grupo do qual fazem parte outras patologias que na sua generalidade apresentam características com certo grau de semelhança, as quais poderão ser entendidas na condição de denominador comum dos aspectos principais daquilo que tem sido designado por "Espectro do Autismo".

Ser portador de autismo é apresentar, na perspectiva clínica do funcionamento da mente, especificidades que afectam, principalmente, a forma ou o modo como o sujeito comunica e se relaciona com as outras pessoas e com o mundo em seu redor. A aparência física ou corporal destes sujeitos não difere significativamente daquela que existe nas pessoas tidas como representantes da chamada normalidade. Significa que a existirem diferenças elas reportar-se-ão essencialmente às características psíquicas, sociais e comportamentais.

Tanto que "para uma pessoa autista, a realidade é uma confusa massa interactiva de acontecimentos, pessoas, locais, sons e imagens. Parece não existir uma clara fronteira, uma ordem ou um significado para nada. Passei grande parte da minha vida a tentar trabalhar fora dos padrões subjacentes a todas as coisas"; dizem Jolliffe e Landson (1992, cit. Attwood, 1998: 102).

Entretanto, no Manual de Diagnóstico e Estatística das Perturbações Mentais (DSM-IV) e na Classificação Internacional de Doenças (CID-10) o Autismo Infantil, aqui designado de Transtorno Autista, caracteriza-se por desenvolvimento acentuadamente anormal nas áreas da interacção social e da comunicação, apresentando repertório marcadamente restrito de actividades e interesses. Sendo que as manifestações deste transtorno variam em conformidade com o nível de desenvolvimento e idade cronológica do indivíduo (WHO, 1992; APA, 2000). Dada a diferenciação de características de sujeito para sujeito com, então, diagnóstico de autismo começou a desenhar-se a ideia de constituição de subtipos de perturbações autistas. Daí que Lorna Wing (1981,1988) tivesse proposto a categoria "Espectro do Autismo". Foi então que, baseando-se nas especificidades qualitativas da variabilidade do quadro clínico das diversas perturbações do desenvolvimento reportadas criterialmente ao "Espectro do Autismo", este passou a abranger as seguintes variantes, ou subtipos:

- Perturbação autística (autismo de Kanner, autismo infantil ou autismo clássico);

- Perturbação de Asperger (síndrome de Asperger);

- Perturbação desintegrativa da segunda infância;

- Perturbação global do desenvolvimento sem outra especificação (autismo atípico);

- Síndrome de Rett (Peeters & Gillberg, 1995, cit. in Marques, 2000:3).

De todos estes tipos de perturbação do espectro autista o foco da abordagem deste estudo é na perturbação de Asperger, a qual, epidemiologicamente, é cinco ou seis vezes mais frequente do que o próprio autismo. Este tem incidência de 4 casos por cada 10000 habitantes, enquanto a síndrome de Asperger se estende para uma banda de 20 – 25/10000. A incidência destas perturbações é maior no género masculino do que no feminino (Gillberg, 1989, 1995; Wing & Potter, 2002).

A perturbação ou síndrome de Asperger foi identificada, pela primeira vez, no ano de 1944, já no final da Segunda Guerra Mundial, mas só foi verdadeiramente incluída na condição nosológica de critério de diagnóstico clínico-psiquiátrico, no DSM – IV, em 1994.

A síndrome de Asperger é, porventura, o subtipo mais suave e com nível de funcionalidade mais elevado de entre as desordens perversivas do desenvolvimento pertencentes ao espectro do Autismo (Asperger, 1952; Williams, 1996). Síndrome que tudo aponta a sua origem assente numa desordem de natureza neurobiológica, sendo predominantemente atribuída ao campo das *Pervasive Developmental Disorders* (PDD)". A síndrome de Asperger tendo identidade clínica e critério diagnóstico próprios define-se nas seguintes caraterísticas: "prejuízo severo e persistente na interacção social e desenvolvimento de padrões restritivos e repetitivos de comportamento, interesses e actividades. Perturbação que deve causar prejuízo clinicamente significativo nas áreas social, ocupacional ou outras áreas importantes de funcionamento. Não há atrasos clinicamente significantes na linguagem, no desenvolvimento cognitivo e nas habilidades de auto-ajuda apropriadas à idade, comportamento adaptativo e curiosidade acerca do ambiente na infância" (DSM-IV, 2000). Resumidamente é caraterizada pela presença de desvios em três aspectos do desenvolvimento: interação social, uso da linguagem para a comunicação e tendências repetitivas sobre um número limitado de interesses. Embora existam algumas semelhanças com o Autismo, os pacientes da síndrome de Asperger, habitualmente, têm capacidades cognitivas normais ou até às vezes elevadas e também funções de linguagem normais, pelo menos comparativamente às apresentadas nos outros subtipos do espectro (WHO, 1992; APA, 2000; Volkmar & Wiesner, 2009). Pese embora, estas pessoas possam ter bom domínio da linguagem e vocabulário elaborado frequente e predominantemente mostram ter incapacidades no uso das potencialidades referidas em contexto social, expressando-se com muita frequência num tom monocórdico e com algumas *nuances* de inflexão na voz. Uma das características mais marcantes nas crianças com síndrome de Asperger é essencialmente a sua dificuldade, quase permanente, para aprender, adquirir, desenvolver e interpretar as capacidades, ou competências, adstritas à interação social e emocional com os outros (Wing, 1996; Antunes, 2009).

Com os avanços no conhecimento sobre as perturbações do espectro do autismo a análise pormenorizada do quadro clínico tem cada vez mais indiciado que, na maioria dos casos, não existe propriamente uma causa única identificável, mas provavelmente há influência de uma multiplicidade de factores: biológicos, neuro-químicos, neurológicos, também referentes ao período de gestação, natais e perinatais, geradores de uma desordem neurobiológica, na qual assenta a disfuncionalidade cerebral, ainda que mínima, em uma ou mais áreas do cérebro, podendo vir a desencadear uma estrutura do quadro clínico-psiquiátrico e clínico-psicológico sugestivo da síndrome de Asperger, ou de outra relacionada com o espectro e de certa forma sugerindo que não têm origem em factores de natureza educacional (Volkmar, Klin & Pauls, 1998; Cumine, Leach & Stevenson, 2006:12).

Embora, na década de 40 Kanner e Hans Asperger tivessem mostrado as diferenças entre autismo e síndrome de Asperger (Asperger, 1952) só na década de 80 é que Lorna Wing (1981) sistematizou a descrição da síndrome de Asperger, tendo acrescentado, às características anteriormente mencionadas, as de ausência do jogo simbólico e da atenção dirigida.

Entretanto, a abordagem da problemática em termos de *continuum autista* vem demonstrar que, quer a síndrome de Asperger, quer o autismo clássico, são subclasses de um espectro populacional, o qual tem em comum, principalmente, prejuízos da interacção social (Bauer, 1995 Reichow & Volkmar, 2010). Assim, o quadro clínico de cada tipo de perturbação e do mesmo tipo, em pessoas diferentes, será determinado pelo grau de prejuízo e pela especificidade das funções prejudicadas.

Actualmente, os critérios de diagnóstico da síndrome de Asperger, aceites pela comunidade clínica, são basicamente seis:

1. Prejuízo qualitativo na área da interacção social;

2. Existência de padrões restritos, repetitivos e estereotipados de comportamento, de interesses e de actividades;

3. Perturbação que causa prejuízos clinicamente significativos nas áreas social e ocupacional, ou noutras áreas de funcionamento;

4. Inexistência de atraso geral clinicamente significativo na linguagem;

5. Inexistência de atraso clinicamente significativo no desenvolvimento cognitivo ou de habilidades de auto-ajuda apropriadas à idade e ao comportamento adaptativo e curiosidade acerca do ambiente na infância;

6. Não são satisfeitos os critérios para uma perturbação do desenvolvimento ou da esquizofrenia (DSM – IV, 2000; Attwood, 2006, 2011).

2.2 Generalidades e especificidades na estrutura das competências em pessoas com síndrome de Asperger

O ser humano é um sistema estruturado por esferas – emocional, cognitiva, motivacional e volitiva – organizado funcionalmente por níveis: biológico, fisiológico, neurofisiológico, neurológico, neuro-psicológico, psicológico, psicossocial, sociocultural, comportamental (Pereira, 2008, 2011). As pessoas padecentes da síndrome de Asperger, em conformidade com a especificidade do quadro clínico concreto manifestam determinados graus de desenvolvimento, suficiente ou insuficiente, das suas diversas funções, processos e propriedades, repercutindo-se na estrutura final das suas capacidades ou competências e consequentemente no seu comportamento em interacção com o mundo envolvente.

Sendo o Ser humano um sistema, cuja estratificação e organização psíquica resulta da integração estrutural e funcional de factores de natureza bio-fisio-neurológica, representados na funcionalidade do cérebro, e de natureza sócio-cultural, provenientes da funcionalidade dos grupos sociais onde o sujeito concreto se encontra inserido, levanta-se aqui a questão relativa à natureza preponderante dos factores determinantes do quadro clínico-psicológico das patologias do foro mental, na generalidade, e da síndrome de Asperger, em particular. Daí as teorias várias que, de uma maneira ou de outra, explicam os factores ou causas determinantes da perturbação.

Assumindo-se o cérebro como substrato da mente, embora já sejam bem conhecidos muitos dos mecanismos neuro-cerebrais do funcionamento psíquico, ainda escasseia o conhecimento sobre as raízes neurobiológicas da síndrome de Asperger, a qual se admite ser uma perturbação do desenvolvimento de cariz neurobiológico que afecta o funcionamento social, assim como de certas actividades e interesses do paciente (Volkmar, Klin & Pauls, 1998; Prudêncio et al., 2004).

O progresso tecnológico, nas últimas décadas, contribui inequivocamente para o aparecimento de técnicas como a ressonância magnética por emissão de protões e de métodos de mensuração da actividade metabólica em regiões e circuitos cerebrais concretos, permitindo esclarecer quais os locais da arquitectura cerebral, no plano neurofisiológico, que maior envolvência tem nas diversas funções psíquicas, principalmente nas patologias mentais. Daí que a maior parte dos autores, ao considerar clinicamente na síndrome de Asperger que a função psíquica cuja perturbação mais relevante se reporta às competências relacionadas com a cognição social, tivesse encontrado desvios de funcionalidade cerebral na amígdala cerebelosa e fundamentalmente na relação desta com o cerebelo e os lobos frontais dos hemisférios cerebrais. Os autores chegam mesmo a precisar que danos em certas áreas específicas nos lobos frontais que ocorrem nos primeiros anos da infância poderão efectivamente estar associados a comportamentos das pessoas com síndrome de Asperger e que crianças portadoras desta patologia têm deficiência congénita nos lobos frontais (Frith, Morton & Leslie, 1991; Volkmar, Klin & Pauls, 1998; Attwood, 1998, 2006). Outros autores fazem referência à existência de comorbilidade de sintomas característicos da síndrome de Asperger noutras patologias, sendo necessário ter cuidados redobrados na sua atribuição a um determinado quadro clínico (Gillberg, 1995, 2000; Prudêncio et al., 2004; Cumine, Leach & Stevenson, 2006; Antunes, 2009). No plano neuropsicológico, a teoria que defende a existência de uma disfunção no hemisfério direito implica dificuldades no processamento de informação de cariz viso-espacial relacionada com competências para reconhecer e compreender gestos, expressões faciais e entoações geradas pelos outros no processo de interacção e comunicação, vindo a repercutir-se em défice de capacidades para o paciente se adaptar a novas situações (Prudêncio et al., 2006; Chawraska, Volmar & Klin, 2010). Noutra teoria que alega existir défice da função executiva o paciente perde capacidade de manutenção de um conjunto de comportamentos organizados sequencialmente dirigidos à consecução do objectivo colocado previamente com a finalidade de solucionar problemas (Luria, 1981; Bosa, 2001). Daí que Sally Ozonoff tivesse considerado os pacientes com síndrome de Asperger deficitários nesta função, manifestando comportamentos relacionados com rigidez e inflexibilidade mental, a tendência à repetitividade e à persistência obsessiva (Ozonoff, South & Provencal, 2005). Entretanto, ao nível de funcionamento psicológico, a teoria da mente explica essencialmente que o ser humano tem capacidade para representar interiormente, ou melhor para compreender e tomar consciência, os estados mentais, incluindo os desejos, as intenções, as crenças etc., das outras pessoas (Cumine, Leach & Stevenson, 2006). Consequentemente, nesta teoria, quando há défice de desenvolvimento das referidas competências as crianças padecentes de síndrome de Asperger manifestam muitas vezes sérias dificuldades em compreender que as outras pessoas têm certos sentimentos e pensamentos. Incapacidade de intuir o mundo mental dos outros que se repercute em dificuldades, de maior ou menor grau, na previsão de comportamentos, no perceber as intenções dos outros, em compreender as verdadeiras razões dos seus próprios comportamentos e em explicá-los; em compreender que os seus comportamentos poderão afectar aquilo que os outros pensam de si, entender os interesses do interlocutor, antecipar o que as outras pessoas possam pensar sobre o seu comportamento, compreender a mentira ou a falsidade, as interações sociais (Frith, Morton & Leslie, 1991; Frith, 1996, 1998).

Todas as teorias aqui abordadas explicam a funcionalidade da patologia a níveis diferentes do sistema, enunciando generalidades da perturbação ou do défice nas competências psicológicas e comportamentais caracterizadoras de pessoas padecentes de síndrome de Asperger. Tendo-se verificado que a incidência central da perturbação recai na esfera das competências relacionadas com a interacção e comunicação social. Portanto, são capacidades, ou competências, que poderão ser categoricamente designadas de sociais, emocionais e comunicacionais, as quais, por seu turno, resultarão da actividade psíquica da esfera sócio-emocional, ou sócio-afectiva.

Contudo, poder-se-á levantar a questão se a problemática da síndrome de Asperger, estando actualmente centralizada na esfera sócio-afectiva, engloba a participação da acção exercida por outras esferas psíquicas na estruturação dos comportamentos e atitudes do paciente. Ao que parece há desejo do paciente se relacionar com os outros, mas efectivamente não sabe como o fazer, pelo menos correctamente, porque quando o faz é de forma peculiar inadequada, ou insuficientemente adequada (Klin & Volkmar, 1997; Borreguero, 2004; Alves, 2009). Conforme tem vindo a ser referido, neste tipo de perturbação está ausente frequentemente a competência para compreender adequadamente as regras de interacção social, revelando-se nos pacientes certo grau de inabilidade social e dificuldade em estabelecer relações de empatia com os outros; muitas vezes devido à fraca capacidade de interpretação e julgamento das situações e circunstâncias em que se processa a interacção social. Por isso, também não conseguem aprender e construir correctamente as regras subjacentes à regulação do processo. Daí que alguns autores tivessem identificado alterações específicas no comportamento social dos padecentes da síndrome de Asperger, as quais se reportam à dificuldade de integração com os pares, à insuficiente vontade para interagir com eles, à deficiente percepção dos sinais sociais e à inadequação comportamental em termos sociais e emocionais. Sendo também identificadas alterações na comunicação não-verbal, reflectidas na pobreza dos gestos, na desajeitada linguagem corporal, na fraca variabilidade e na inadequação das expressões verbais e ainda na peculiaridade e fixidez do olhar (Gillberg & Peeters, 1998; Klin & Volkmar, 2003; Uceda & Bonilla, 2007; Reichow & Volkmar, 2010).

Quando ainda crianças, na condição de alunos, habitualmente experimentam dificuldades mais ou menos significativas ao lidar com as exigências sociais e emocionais da escola, principalmente devido à sua rigidez e consequente inflexibilidade comportamental. Tanto que, até mesmo, nas situações em que é possível, por qualquer motivo, estabelecer interacção dialogante com os outros intervenientes, não se verifica que estabeleçam contacto visual (Attwood, 1998; Baron-Cohen, 2000). Portanto, os seus comportamentos estereotipados e até, por vezes, agressivos, mas também a tendência para se isolarem e passarem despercebidos dificultarão certamente a aproximação, quer aos colegas, quer aos professores. No que respeita ao domínio da linguagem e à comunicação as crianças com síndrome de Asperger, por volta dos cinco anos de idade já dominam a fala fluentemente, contudo revelam problemas no plano da pragmática ao fazer uso da língua em contextos sociais, da semântica ao não conseguir destrinçar a multiplicidade de significações da mesma palavra e da prosódia, reportados ao tom, intensidade e ritmo do discurso; o vocabulário é sofisticado, mas referente a um círculo temático restrito, tendo dificuldade em mudar de assunto nas suas conversações e interpretando literalmente aquilo que é dito pelas outras pessoas (Attwood, 1998, 2011).

A incompetência revelada nas áreas da interacção e da comunicação sociais é de certa forma confirmada pelas características da funcionalidade cognitiva, motora e dos interesses particulares. Na maior parte dos sujeitos que sofrem da síndrome de Asperger revelam-se capacidades intelectuais normais e até acima da média, apresentam níveis elevados de desenvolvimento de funções cognitivas como memória, pensamento e imaginação, no entanto, denotam certos graus de incompetência na operacionalização funcional e prática, reflectindo-se nas formas de raciocínio literais, rígidas e inflexíveis, na tendência para ideias fixas, nas dificuldades para compreender e diferenciar informações relevantes e irrelevantes. Também as suas motivações e interesses se caracterizam pelas tendências obsessivas, as quais encontram reflexo em actividades concretas que assumem carácter repetitivo e rotineiro, traduzindo-se na resistência do sujeito à mudança. Da mesma forma que são frequentemente identificados ainda problemas no âmbito das competências motoras, especificados nas dificuldades de coordenação e de execução precisa da motricidade fina (Gillberg, 1995; Attwood, 1998; Prudêncio et al., 2004). Características de funcionalidade comportamental indiciadoras de confirmar que os défices encontrados nas capacidades e competências de sujeitos que padecem da síndrome de Asperger têm predominantemente etiologia e patogenesia radicada ao nível neurofisiológico da funcionalidade inter e intra-hemisférica, inter e intra-campos cerebrais, incluindo a acção dos neuromediadores. Estudos realizados com *oxitocina* em autistas demonstraram que crianças com dificuldade de ler sinais sociais a olharem para as outras pessoas, quando estimuladas por esta hormona aumentam essa capacidade de leitura (Nery, 2013).

Embora se encontrem generalidades de competências deficitárias caracterizadoras da síndrome de Asperger presentes em todas as pessoas, delas padecentes, crê-se fundamentadamente que o nível ou grau de funcionalidade, ou disfuncionalidade, das competências acima apontadas em cada caso particular é possível detectar especificidades de desenvolvimento e domínio das competências.

Consequentemente, porque as competências apresentadas têm estrutura essencialmente de natureza psíquica e porque são formadas, desenvolvidas e aperfeiçoadas no âmbito da actuação do sujeito através de processos de socialização, educação e treinamento dever-se-á dar relevo às especificidades de diferenciação educativa e pedagógica nas intervenções dos profissionais com alunos padecentes da síndrome de Asperger, tendo por base as características individuais dos sujeitos, traçando o seu perfil de competências, minuciosamente.

2.3 Diferenciação pedagógica e intervenção docente: formativa e educacional

A Lei de Bases do Sistema Educativo (1986), tendo por finalidade regular a organização funcional deste, advoga que ele deverá dar resposta a necessidades emanadas da realidade social de forma a assegurar o desenvolvimento harmonioso dos alunos como personalidade na sua máxima plenitude, propiciando a formação de cidadãos, nos quais imperam propriedades que os orientam para a liberdade, responsabilidade, autonomia e solidariedade cuja valorização nutre a dimensão humana do trabalho. Portanto, deverá assegurar o direito à diferença, levando em linha de conta o respeito obrigatório pela personalidade das pessoas e pelos seus projectos individuais, considerando e valorizando diferentes saberes e culturas.

Na perspectiva de Perrenoud (2001) a diferenciação pedagógica é o processo através do qual os docentes procuram fazer progredir no âmbito do currículo o aluno inserido no grupo, selecionando adequadamente métodos de ensino e estratégias de aprendizagem. De certa forma pretende afastar-se mais da pedagogia magistral e imiscuir-se cada vez mais na adopção de formas de organização funcional onde sejam contemplados dispositivos didáticos que permitam ao aluno trabalhar nas condições e situações favoráveis à sua aprendizagem e ao seu desenvolvimento.

Outros autores também corroboram a ideia que a diferenciação pedagógica não é um método pedagógico. Ela é mais uma assumpção ou abordagem ao processo educacional, no âmbito da sua globalidade, sendo o sujeito, em toda a sua complexidade, o eixo central condutor das acções e actividades realizadas nas escolas (Boal, 1996). Neste sentido, segundo as ideias de Graves-Resendes (2002), a aprendizagem na condição de interiorização e domínio da informação sai reforçada quando os docentes baseiam o processo de ensino, tomando em consideração as características individuais dos alunos.

Então, o sucesso educativo é possível quando os docentes proporcionam condições adequadas às características individuais dos alunos, sendo que isto vem implicar a diversificação das estratégias a implementar (Sá, 2001). Algumas das confusões sobre o ter ou não havido desenvolvimento de competências advêm dos objectivos colocados e do modo como foram implementadas as acções educativo-pedagógicas; diferenciação que remetem para a pertinência de fazer distinção entre sucesso escolar e sucesso educativo (Perrenoud, 1995, 1999). A estes dois tipos acrescentaria ainda sucesso formativo e desenvolvimental.

Nas últimas décadas, principalmente nas abordagens em ciências da educação, a aprendizagem de conteúdos tem vindo a ser explicada à luz da teoria das inteligências múltiplas, a qual versa que os modos de aprender de cada aluno depende, em grande medida, do tipo de "inteligência" predominante e com maior grau de desenvolvimento (Gardner, 1993). Conceptualização que definitivamente confirma que os alunos aprendem de modos diferentes conforme o estilo individual de aprendizagem, neles dominantes. Consequentemente, estilo de aprendizagem, sendo configurado por características cognitivas, afectivas e fisiológicas, determina o modo como os alunos percebem, interagem e respondem aos ambientes de aprendizagem (Alonso, 1994). Daqui infere-se que talvez não seja propriamente o tipo de inteligência dominante, admitindo que inteligência só há uma unívoca e não múltiplas, que determina a forma, ou modo, como cada sujeito percepciona, compreende e age. Concretamente, é o seu estilo de actividade mental, resultante da integração funcional activa dos vários aspectos inerentes à constituição da estrutura psíquica: cognitivo, emocional, motivacional e volitivo (Pereira, 2008) que determina a configuração do estilo de aprendizagem do aluno, assim como o estilo de ensino do docente. Sendo da responsabilidade e competência do docente/formador a selecção e adopção dos métodos, instrumentos e estratégias formativas, educativas, pedagógicas e didáticas, cuja adequação e optimização se encontram dependentes do conhecimento acerca do perfil de desenvolvimento actual de aptidões, ou competências, e do proximal, ou desejável, a desenvolver ainda no aluno concreto. Significa isto que a intervenção dos docentes/formadores, conforme os objectivos e finalidades da actuação, poderá assumir contornos de formativa, quando a pretensão passa pelo desenvolvimento de certas capacidades, aptidões, ou competências para desempenhar determinadas tarefas ou realizar determinadas actividades, ou de educacional no caso de a pretensão passar pela adequação das formas de comportamento às exigências éticas, morais, ou outras padronizadas pela sociedade.

Também se manterá actual a abordagem da diferenciação pedagógica no âmbito da tipologia do sucesso que se pretende alcançar: escolar, educativo, formativo, desenvolvimental, pericial. Daí a pertinência em especificar o conhecimento do perfil de competências existente nos sujeitos com síndrome de Asperger, do grau de modificação e do nível a que se pretende desenvolver as competências. Por conseguinte, tornar-se possível alcançar maior objectividade na diferenciação pedagógica com o intuito de selecionar e aplicar adequadamente o reportório instrumentário e de meios pedagógicos e didáticos.

Então, sendo as características do perfil daqueles que padecem da síndrome de Asperger específicas, individuais e diferenciais a elaboração de estratégias de intervenção deverá resultar desse conhecimento (Jimenez, 1991; Alcântara, 1998; Heacox, 2001; Marques, 2002; Williams & Wright, 2008).

3 Método

3.1 Objecto do estudo

O objecto de estudo são as competências de dois alunos com diagnóstico de síndrome de Asperger, colocado definitivamente no serviço de Pedopsiquiatria do Hospital Dona Estefânia em Lisboa, onde são clinicamente seguidos com regularidade.

Aluno A: Idade = 15 anos. Frequenta 7º ano de escolaridade. Habita conjuntamente com os pais e uma irmã mais nova, numa família estável e socialmente favorável. Cedo foi referenciado pelos médicos como criança problemática, depois de ter passado aos 2 anos por uma situação de choque psicológico. Inicialmente foi-lhe colocado o diagnóstico de Hiperactividade com Défice de Atenção. Com o decorrer das consultas, mais tarde, finalmente foi incluído no espectro do autismo com diagnóstico de síndrome de Asperger. Devido às dificuldades apresentadas beneficia de medidas do ensino especial, desde o início do 1º ano de escolaridade: apoio pedagógico personalizado, adequações curriculares e adequações no processo de avaliação.

Aluno B: Idade = 17 anos. Frequenta 11º ano de escolaridade. Vive com a mãe, o seu irmão gémeo (heterozigótico) e uma irmã mais velha. Convive com o pai em fins-de-semana alternados. Família muito cooperante com a escola. Desenvolvimento psicomotor algo tardio na aquisição da marcha e da linguagem. Estrabismo divergente muito acentuado, tendo sido submetido a intervenção cirúrgica aos 1 e 6 anos de idade. Aos oito anos foi-lhe diagnosticada epilepsia, sendo que actualmente não está medicado e também não tem tido crises epilépticas. O diagnóstico que vigora no presente é o de síndrome de Asperger. Beneficia de medidas do ensino especial: apoio pedagógico personalizado, adequações curriculares e adequações no processo de avaliação.

3.2 Amostra

Constituída por 20 docentes, 10 de cada um dos alunos com síndrome de Asperger. Destes docentes foram recolhidas todas as informações pertinentes sobre as competências, a conduta e respectivos estilos dos alunos nos diversos contextos existentes no espaço escola.

3.3 Metodologia da investigação

Estudo de casos concretos, apresentando tipologia de exploratório, cujas especificidades o enquadram no âmbito quási-experimental.

3.3.1 Objetivo geral e objetivos específicos da investigação

Objectivo geral:

Estudar as competências dos dois alunos com Sídrome de Asperger.

    Objectivos específicos:

    1. Verificar qual a percepção que os professores têm das competências dos alunos com síndrome de Asperger.

    2. Confirmar se há diferenças no desenvolvimento de competências entre os alunos com síndrome de Asperger e os outros alunos seus pares escolares.

    3. Clarificar a importância das especificidades do desenvolvimento das competências nos alunos com síndrome de Asperger para a planificação e execução das intervenções psico- e educativo-pedagógicas.

3.3.2 Hipóteses do estudo

H1: Os alunos com síndrome de Asperger revelam expressão de competências nos vários domínios de atividade inferior aos alunos, nos quais o distúrbio se encontra ausente.

    H2: Os professores dos alunos com síndrome de Asperger têm perceção da diferença das competências nestes alunos e naqueles que não padecem do distúrbio.

    H3: Os alunos com síndrome de Asperger apresentam défices de desenvolvimento e funcionalidade das aptidões ou competências que comprometem o seu desempenho em diversas tarefas e actividades.

    H4: A especificidade da diferença dos perfis de competências nestes dois alunos com síndrome de Asperger remetem para a necessidade de contemplar o paradigma da diferenciação pedagógica em conformidade com as características individuais dos alunos.

3.3.3 Questões a investigar

1. Os alunos com síndrome de Asperger têm competências diferentes das dos alunos regulares que não padecem de qualquer patologia?

2. Os professores têm percepção da diferença de competências nos alunos com síndrome de Asperger comparativamente às dos alunos regulares sem patologia?

3. Os défices de desenvolvimento de competências apresentados pelos alunos com síndrome de Asperger comprometerão significativamente os seus desempenhos?

4. As especificidades dos perfis de competências dos dois alunos com síndrome de Asperger indiciarão a necessidade de proceder a diferenciações pedagógicas?

3.4 Instrumentos metodológicos

Nesta investigação que incide fundamentalmente no estudo de dois perfis de competências específicos e suficientemente delineados do ponto de vista clínico deu-se relevância ao método quantitativo, o qual permitirá fazer constatações de comparação entre grupos, usando quantidades numéricas e decorrendo destas fazer inferências qualitativas com grau de rigor e objetividade significativos.

Então, após análise e reflexão sistematizadas dos critérios e dos instrumentos metodológicos que têm sido habitualmente utilizados na recolha de dados e na identificação de caraterísticas das pessoas que padecem da síndrome de Asperger, concluiu-se que talvez esses instrumentos, pelo menos da forma como eram usados, não satisfizessem totalmente as pretensões da especificidade desta investigação.

Contudo, assumiu-se, desde logo, que o inquérito, por meio de questionários, seria a modalidade que apresentava maior viabilidade, tendo em conta os objectivos e as questões do estudo. Deste modo, permitiria abordar um conjunto relativamente vasto de aspetos ligados ao conhecimento e posicionamento dos educadores/ professores, pais e técnicos, no que diz respeito às competências dos alunos com síndrome de Asperger, proporcionando ainda abranger um maior número de inquiridos, respondendo de forma objetiva, às questões que nos parecem significativas para este estudo.

De entre vários instrumentos metodológicos aquele que maior influência teve, servindo de orientação à construção daqueles que foram aplicados, foi o questionário australiano A.S.A.S. (*Australian Scale Asperger Syndrome*), o qual visa identificar comportamentos e capacidades das crianças/jovens com síndrome de Asperger.

Assim foi construído um questionário de 66 questões – dirigido aos professores – orientado para a identificação da frequência de comportamentos. As questões do questionário, fundamentalmente, foram baseadas naquelas que constituem o questionário australiano acima referido; no entanto, procedeu-se a transformações e adaptações de natureza semântica e escalar com a finalidade de adequar e optimizar as respostas dos respondentes a reflectirem a maior objectividade possível. O novo questionário apresenta uma estrutura, quer frásico-semântica, quer de especificidade de orientação de conteúdos alvo, quer mesmo da ponderação escalar numérica, absolutamente diferente, até mesmo na essência da sua concepção.

Nesta versão dirigida aos professores foi adoptada a escala de avaliação de frequência tipo Likert de 0 (Nunca) a 5 (Sempre), "Questionário de Identificação da Frequência de Comportamentos (Versão Professores)".

De acordo com os objectivos do estudo as questões constituintes dos questionários foram semanticamente agrupadas por categorias que desempenharão a função de dimensões de análise e interpretação, sendo colocado na frente de cada categoria entre parênteses rectos o intervalo de variabilidade das pontuações alcançadas: Competências Sociais, Competências Emocionais, Competências Cognitivas Obsessivas, Competências de Autocontrolo Comportamental, Competências Energo-motoras. A escala, ou categoria, "Competências Sociais" [0–160] é constituída por 4 subescalas: sociabilidade [0–30], comunicação interpessoal [0–70], actividade lúdica conjunta [0–25] e actividade participativa [0–35]. A escala "Competências Emocionais" [0–20] – subescala controlo da expressão emocional [0–20]. A escala "Competências Cognitivas Obsessivas" [0–30] constitui-se de 2 subescalas: capacidade de memorização obsessiva [0–10] e motivações cognitivas obsessivas [0–20]. A escala "Competências de

Autocontrolo Comportamental" [0–85] – as subescalas: autonomia [0–10], autodomínio dos seus atos [0–35], plasticidade comportamental [0–30] e controlo situacional flexível [0–10]. Por último, a escala "Competências Energo-motoras" [0–35] é constituída por 3 subescalas: coordenação motora [0–15], resistência sensorial [0–10] e controlo das expressões mímicas e pantomímicas [0–10].

4 Exposição dos resultados

Neste capítulo proceder-se-á fundamentalmente à exposição comparativa dos resultados que emanam da aplicação do "Questionário de Identificação da Frequência de Comportamentos", construído pelo primeiro autor deste artigo, visando, com base na percepção e avaliação dos docentes acerca da predominância de certos comportamentos nos seus alunos, estabelecer diferenças de competências, ou aptidões, para o desempenho de tarefas e realização de actividades. Tendo os dados obtidos sido submetidos a tratamento estatístico pelo programa S.P.S.S. (Programa Estatístico para Ciências Sociais), versão 12. Assim, foi possível, mediante análise estatística ancorada basicamente no critério t-Student obter, com relativo grau de fidedignidade e segurança, diferenças estatísticas significativas entre as categorias e subcategorias criadas em contingentes diferenciados, cuja diferença é inicialmente estabelecida, em primeiro lugar, pelo critério clínico e, em segundo lugar, pelo critério educativo-pedagógico em que é intuitivamente clara a diferença de desempenho em certos sectores de comportamento, não sendo em nada óbvio o conhecimento da estrutura e dos mecanismos psicológicos, psicossociais e psicopedagógicos das aptidões ou competências que veiculam os comportamentos habitualmente observados. Daqui emana a importância do estudo em esclarecer algumas das especificidades das competências abordadas.

4.1 Comparação da perceção que os professores têm das competências do aluno A com síndrome de Asperger e das competências dos alunos sem este, ou outro, distúrbio de carácter psicológico e comportamental

A análise comparativa dos dados inscritos na tabela 1 confirma as diferenças estatisticamente significativas entre a percepção e consequente avaliação que os docentes fazem, por um lado, das competências do aluno A com síndrome de Asperger e, por outro, das competências dos alunos representativos da "norma", que não apresentam, nem este, nem outro, distúrbio de ordem psiquiátrica, psicológica, ou comportamental. As diferenças mencionadas reportam-se à totalidade das categorias e à maioria das sub-categorias, excepto em duas: motivação cognitiva obsessiva e resistência sensorial. Ausência de diferença significativa explicada com base em dois factores. Um, devido ao facto da amostra ser muito pequena, o outro, por serem especificidades psico-comportamentais que, embora caracterizem o distúrbio em apreço, também poderão estar presentes na funcionalidade habitual das pessoas em geral.

Na categoria "Competências Emocionais" que inclui a subcategoria ""Controlo Expressivo das Emoções" os valores atribuídos ao aluno com síndrome de Asperger também são inferiores (M =10,50; DP = 4,17), aos considerados nos outros alunos (M=14,20; DP=4,96); nível de diferenciação estatística (p <0,026).

O mesmo curso tendencial prossegue na categoria "Competências de Autocontrolo Comportamental" em que o aluno identificado com perturbação regista valores de grau inferior (M = 39,40; DP = 8,87) àqueles alunos tidos como representantes da norma (M=59,00; DP=13,56), nível de diferenciação estatística (p <0,005). Porém, os padrões diferenciais de valoração são plenamente corroborados e reproduzíveis nas subcategorias integrantes. Para a subcategoria "Autonomia" no aluno A (M=4,60; DP=1,78) os valores são inferiores aos dos seus pares (M=6,90; DP=1,45): diferenciação estatística (p <0,007). Subcategoria "Autodomínio dos seus actos" na síndrome de Asperger (M=18,40; DP=3,47) e nos colegas da

Tabela 1. Comparabilidade entre as competências do aluno A
com síndrome de Asperger e as competências correspondentes
nos outros alunos que não padecem do distúrbio

Grupos Categorias	Aluno A Sínd. Asperger		Alunos "Norma"		Diferencial	Critério t	Nível de significação p<
	M	DP	M	DP			
Competências Sociais	**78,10**	**26,98**	**113,1**	**16,82**	**-35,00**	**-2,865**	**0,019**
Sociabilidade	15,80	4,73	22,30	4,30	-6,50	-2,880	0,018
Comunicação Interpessoal	31,10	14,58	47,70	9,41	-16,60	-2,672	0,026
Actividade lúdica conjunta	15,70	4,62	20,0	3,16	-4,30	-1,940	0,084
Actividade participativa	15,50	5,54	22,60	10,50	-7,10	-2,739	0,023
Competênc. Emocionais	**10,50**	**4,17**	**14,20**	**4,96**	**-3,70**	**-2,660**	**0,026**
Contr. Express. emocional	10,50	4,17	14,20	4,96	-3,70	-2,660	0,026
Compet. Cog. Obsessivas	**13,30**	**2,26**	**9,00**	**4,92**	**4,30**	**3,523**	**0,006**
Capacidade memorização	6,70	1,25	4,30	1,89	2,40	3,273	0,010
Motivaç. cog. obsessivas	6,60	1,96	4,70	4,00	1,90	1,794	0,106
Compet. auto-controlo	**39,40**	**8,87**	**59,00**	**13,56**	**-19,60**	**-3,691**	**0,005**
Autonomia	4,60	1,78	6,90	1,45	-2,30	-3,446	0,007
Autodomínio dos actos	18,40	3,47	22,40	4,62	-4,00	-2,309	0,046
Plasticidade comport.	13,90	3,28	22,80	6,41	-8,90	-4,227	0,002
Controlo situacio. flexível	2,50	2,37	6,80	2,35	-4,30	-3,960	0,003
Comp. Energo-motoras	**18,40**	**4,60**	**26,00**	**3,92**	**-7,60**	**-4,556**	**0,001**
Coordenação motora	8,40	2,46	12,80	2,20	-4,40	-4,544	0,001
Resistência sensorial	3,50	0,85	4,00	2,26	-0,50	-0,832	0,427
Controlo exp. mímicas	7,50	4,09	10,50	4,55	-3,00	-5,031	0,001

turma (M=22,40; DP=4,62), indiciando que o aluno em questão terá efectivamente menos recursos de controlo e, porventura, menos consciência dos seus atos (p <0,046). Idêntico é o que se verifica na subcategoria "Plasticidade Comportamental", onde o aluno perturbado regista valores inferiores (M=13,90; DP=3,28) aos dos outros alunos

(M=22,80; DP=6,41), sendo (p <0,002). Na subcategoria "Controlo Situacional Flexível" os valores obtidos pelo aluno padecente são duas vezes e meia inferiores (M=2,50; DP=2,37) aos manifestados pelos alunos que representam a norma (M=6,80; DP=2,35), nível de significância estatística (p <0,003).

Na categoria "Competências Energo-motoras" o aluno que sofre do distúrbio, mais uma vez, manifesta valores inferiores (M=18,40; DP=4,60) comparativamente aos seus colegas (M=26,00; DP=3,92), diferenciação estatística (p <0,001). Resultados plenamente complementados nas subcategorias "Coordenação Motora": paciente (M=8,40; DP=2,46), pares do contingente "Norma" (M=12,80; DP=2,20); diferença estatística significativa (p <0,001) e "Controlo das Expressões Mimicas e Pantomímicas" (M=7,50; DP=4,09) por comparação aos pares sem o distúrbio (M=10,50; DP=4,55); nível de significação (p <0,001). Contudo, na subcategoria "Resistência Sensorial" os valores, embora com diferenças, não atingem o nível de significação estatística: aluno A (M=3,50; DP=0,85) os outros (M=4,00; DP=2,26), para (p <0,427), cujos motivos já foram reportados acima.

Entretanto, na categoria "Competências Cognitivas Obsessivas", porque são competências que quanto mais expressão tiveram maior o grau de negatividade para o seu portador, a tendência de valoração inverte-se, alcançando maior elevação no aluno que apresenta o distúrbio (M=13,30; DP=2,26), nos seus pares (M=9,00; DP=4,92), significância (p <0,006). O mesmo acontece na subcategoria "Capacidade de Memorização Obsessiva": aluno com distúrbio (M=6,70; DP=1,25), por comparação aos pares (M=4,30; DP=1,89), para p <0,010). E não se constata diferenciação estatística na subcategoria "Motivações Cognitivas Obsessivas" (p <0,106), fenómeno acima explicado.

Meramente no plano da comparabilidade verificou-se, podendo daqui partir para a formulação das conclusões, que o aluno A padecente de síndrome de Asperger, apresenta menor grau de desenvolvimento das competências abordadas: social (p <0,019), emocional (p <0,026), de auto-controlo comportamental (p <0,005), energo-motoras (p <0,001), e maior expressão de formações negativas, tais como competências de memorização e motivações obsessivas, as quais perturbam o desempenho das suas tarefas e actividades (p <0,010).

Entretanto, procedendo a uma mera análise global de carácter percentílico dos valores alcançados quanto ao nível actual de desenvolvimento das diversas competências, adoptando a distribuição dos valores obtidos por quadrantes escalares cumulativos de 25% em 25%, até perfazer os 100%, conclui-se que o aluno A, padecente de síndrome de Asperger, acomoda-se na quase totalidade das competências no intervalo escalar [45% – 55%] de desenvolvimento das respectivas competências, enquanto os seus pares, colegas e alunos representantes da "Norma" recaem integralmente no intervalo [60% – 80%]. Isto demonstra que o aluno concreto com síndrome de Asperger apresenta défices, ainda que variáveis em expressão, de formação e desenvolvimento das diversas aptidões ou competências apontadas na ordem dos 25% abaixo do grau necessário ao desempenho adequado de funções nas áreas respeitantes. Daqui a possibilidade de traçar o perfil de competências (aptidões) caracterizador e qualificador deste aluno concreto.

4.2 Comparação da perceção que os professores têm das competências do aluno B com síndrome de Asperger e das competências dos alunos sem este, ou outro, distúrbio de carácter psicológico e comportamental

A análise de comparação dos dados inscritos na tabela 2 detecta diferenças estatisticamente significativas entre a percepção, consequente avaliação e imagem que os docentes têm das competências, ou aptidões, do aluno B com síndrome de Asperger e das competências dos alunos representativos da "norma", que não apresentam, nem este, nem outro, distúrbio de ordem psiquiátrica, psicológica, ou comportamental. As diferenças expressas reportam-se à totalidade das categorias e à maioria das sub-categorias, excepto de uma: resistência sensorial, cuja ausência de diferença significativa pode ser argumentada com base em dois factores.

Tabela 2. Comparabilidade entre as competências do aluno B com síndrome de Asperger e as competências correspondentes nos outros alunos que não padecem do distúrbio

Grupos Categorias	Aluno B Sínd Asperger		Alunos "Norma"		Diferencial	Critério t	Nível de significação p<
	M	DP	M	DP			
Competências Sociais	48,70	10,24	130,0	9,04	-81,30	-17,49	0,000
Sociabilidade	10,00	3,06	26,10	2,51	-16,10	-13,55	0,000
Comunicação Interpessoal	15,50	3,63	59,50	2,22	-44,00	-27,89	0,000
Atividade lúdica conjunta	11,90	3,38	22,00	3,77	-10,10	-5,332	0,000
Actividade participativa	11,30	3,16	24,30	2,45	-13,00	-12,21	0,000
Competênc. Emocionais	4,30	3,20	16,50	1,43	-12,20	-10,76	0,000
Contr. Express. emocional	4,30	3,20	16,50	1,43	-12,20	-10,76	0,000
Compet. Cog. Obsessivas	25,60	2,17	5,90	1,97	19,70	17,81	0,000
Capacidade memorização	8,70	1,25	4,30	1,89	5,40	17,67	0,000
Motivaç. cog. obsessivas	16,90	2,23	2,60	1,26	14,30	15,15	0,000
Compet. auto-controlo	23,90	5,55	69,50	10,47	-45,60	-18,85	0,000
Autonomia	4,20	2,66	9,80	5,77	-5,60	- 4,16	0,002
Autodomínio dos actos	11,60	2,22	26,30	1,34	-14,70	-22,59	0,000
Plasticidade comport.	5,80	2,66	27,30	1,57	-21,50	-16,51	0,000
Controlo situacio. flexível	2,30	1,06	8,80	0,79	-6,50	-16,19	0,000
Comp. Energo-motoras	14,00	2,49	29,10	2,28	-15,10	-10,89	0,000
Coordenação motora	7,50	1,35	14,70	0,048	-7,20	-17,29	0,000
Resistência sensorial	4,00	0,67	5,00	1,83	-1,00	-1,430	0,186
Controlo exp. mímicas	2,40	0,97	9,90	0,32	-7,50	-24,40	0,000

Um, devido ao facto da amostra ser muito pequena, o outro, por serem especificidades psicocomportamentais que, embora caracterizem o distúrbio, também poderão estar presentes na funcionalidade habitual das pessoas em geral.

Na categoria "Competências Sociais" o aluno B, o qual padece de síndrome de Asperger apresenta valores incomensuravelmente menores (M=48,70; DP=10,24), quando comparados aos dos seus pares e colegas de escola (M=130,00; DP=9,04), nível de significação estatística (p <0,000). Diferença de valores evidenciada nas subescalas, constituintes integrantes da categoria. Assim, na subcategoria "Sociabilidade" o aluno B obtém (M=10,00; DP=3,06) e os alunos da norma (M=26,10; DP=2,51), nível de significação (p <0,000). Na subcategoria "Comunicação Interpessoal" o aluno padecente regista valores (M=15,50; DP=3,63), enquanto os outros colegas da escola chegam a pontuações muito mais elevadas (M=59,50; DP=2,22), nível de diferenciação estatística (p <0,000). Até aqui assistiu-se à triplicação de pontuações em que o aluno B alcança apenas 1/3 dos valores da norma. Na subcategoria "Actividade Lúdica Conjunta" as pontuações do aluno em análise (M=11,90; DP=3,38), continuam sendo inferiores aos dos colegas avaliados (M=22,00; DP=3,77), mas agora reduziu para metade; nível de significância estatística (p <0,000). Na subcategoria "Actividade Participativa" a duplicação de valores mantém-se, visto que o aluno com a perturbação obtém (M=11,30; DP=3,16), comparativamente à norma (M=24,30; DP= 2,45), sendo as diferenças estatísticas significativas (p <0,000).

Na categoria "Competências Emocionais", a qual se reporta igualmente à subcategoria "Controlo da Expressão Emocional", no aluno B com síndrome de Asperger os valores são manifestamente mais baixos (M=4,30; DP=3,20) do que nos seus companheiros que não padecem desse distúrbio (M=16,50; DP=1,43), não indo além da quarta parte das pontuações obtidas pelos últimos; nível de significação estatística (p <0,000).

Na categoria "Competências de Autocontrolo Comportamental" os valores permanecem muito inferiores no aluno B (M=23,90; DP=5,55) comparativamente aos seus pares do grupo "norma", chegando a triplicar (M=69,50; DP=10,47) e cuja diferenciação estatística é ao nível (p <0,000). Valores que emanam das subcategorias integrantes. Daí que o grau de autonomia do aluno B (M=4,20; DP=2,66), seja em pontuação metade da obtida pelos seus colegas (M=9,80; DP=5,77), ao nível estatístico (p <0,000). Da mesma forma acontece na subcategoria "Autodomínio dos seus Actos", revelando que, de facto, o padecente possua menos recursos de autocontrolo e, porventura, de consciência dos seus atos (M=11,60; DP=2,22), relativamente aos outros, duplicando estes (M=26,30; DP=1,34) ao nível de (p <0,000). Reflectiindo-se o fraco grau de consciencialização dos seus atos na subcategoria "Plasticidade Comportamental", quedando esta no aluno B em valores categoricamente baixos; aproximadamente a quinta parte (M=5,80; DP=2,66) dos valores alcançados pelos companheiros representantes do grupo de controlo (M=27,30; DP=1,57) ao nível máximo de diferenciação estatística (p <0,000) e, por fim, na subcategoria "Controlo Situacional Flexível" o mesmo aluno portador da síndrome referida ter pontuações quatro vezes menores (M=2,30; DP=1,06) do que as auferidas pelos outros alunos seus colegas sem problemas (M=8,80, DP=0,79), ao nível de diferenciação estatística significativa (p <0,000).

Na categoria "Competências Energo-motoras" o aluno B atinge metade da pontuação, apresentando mais uma vez inferior (M=14,00;DP=2,49) comparativamente aos outros alunos (M=29,10; DP = 2,28); diferenciação estatística significativa (p <0,000). Sendo a valoração da subcategoria "Coordenação Motora" do aluno padecente metade (M=7,50;DP=1,35) da obtida pelo contingente da norma (M=14,70; DP=0,048), cuja diferença é estatisticamente significativa (p <0,000). Contudo, na subcategoria "Resistência Sensorial" não se verifica diferenciação estatística significativa (p <0,186), tendo em conta a amostra reduzida, mas no que respeita à subcategoria "Controlo das Expressões Mímicas e Pantomímicas", a capacidade de controlo é francamente menor no aluno B (M=2,40;DP=0,97), quatro vezes menor que nos seus pares (M=9,90;

DP=0,32), apresentando diferença estatística claramente significativa (p <0,000).

Contrariamente, na categoria "Competências Cognitivas Obsessivas" o sentido da valoração inverte-se naturalmente porque são competências negativas que prejudicam tanto mais o desempenho comportamental dos sujeitos quanto mais elevados forem os valores atribuídos. Assim, no aluno B os valores quadruplicam (M=25,60; DP=2,17) por comparação aos outros alunos ditos normais (M=5,90; DP=1,97), nível de significação estatística (p <0,000). Daí que também a "Capacidade de Memorização Obsessiva" duplique no aluno portador da síndrome (M=8,70; DP=1,25), face aos outros alunos (M=4,30; DP=1,89), para nível (p <0,000), surtindo ainda mais agravado o fosso relativamente às "Motivações Cognitivas Obsessivas" em que no aluno B os valores atingem a marca seis vezes maior (M=16,90; DP=2,23) contra (M=2,60; DP=1,26) nos pares representativos da norma, ao nível de diferenciação estatística (p <0,000).

Então, resumidamente, no plano da comparabilidade verifica-se que o aluno B, padecente da síndrome de Asperger, revela menor grau de desenvolvimento das competências abordadas: social (p <0,000), emocional (p <0,000), de auto-controlo comportamental (p <0,000), energo-motoras (p <0,000), e maior expressão de formações negativas, tais como competências de memorização e motivações obsessivas, as quais perturbam o seu desempenho de tarefas e actividades (p <0,000).

Consequentemente, a análise global no plano das percentagens, distribuídas por blocos escalares cumulativos de 25% em 25%, até perfazer os 100%, dos valores alcançados quanto ao nível actual de desenvolvimento das diversas competências, conclui-se que o aluno B, padecente de síndrome de Asperger, acomoda a quase totalidade das competências no intervalo escalar [20% − 40%] de gradação do desenvolvimento das respectivas competências, enquanto os seus pares, colegas e alunos representantes da "Norma" recaem integralmente no intervalo [70% − 90%]. Isto demonstra que o aluno concreto com síndrome de Asperger apresenta défices, ainda que variáveis em expressão, de formação e desenvolvimento das diversas aptidões ou competências apontadas na ordem dos 40% a 50% abaixo do grau necessário ao desempenho adequado de funções nas áreas respeitantes. Daqui a possibilidade de traçar o perfil de competências (aptidões) caracterizador e qualificador deste aluno concreto.

5 Discussão dos resultados

Neste capítulo decorrendo da discussão dos resultados obtidos a pretensão consiste na interpretação dos mesmos à luz da adesão a determinado quadro conceptual e em consonância com as teorias descritas noutras investigações. Portanto, explicar e argumentar os resultados em conformidade com os objectivos, as hipóteses e as questões da investigação (Almeida & Freire, 1997).

Sendo este um estudo de tipologia exploratória e, porventura, quási-experimental pretende-se apenas elaborar demonstrações de casos concretos, não havendo qualquer intenção de generalizar as explicações, de forma a não ser possível estendê-las a outros casos.

Os gráficos inscritos nas figuras 1 e 2 evidenciam claramente a diferença de grau ou nível de desenvolvimento das aptidões, ou competências, dos alunos A e B, padecentes da síndrome de Asperger, comparativamente aos alunos de referência, também eles seus colegas e pares escolares, representativos da "norma". Consequentemente, os professores demonstraram, nas suas avaliações observacionais comparativas, ter a firme percepção da diferença qualitativa das aptidões ou competências expressas comportamentalmente pelos alunos que foram objecto deste estudo. Sendo notório o défice de formação ou desenvolvimento dessas competências nos alunos A e B, os quais sofrem da síndrome de Asperger. Em ambos estes alunos o distúrbio do qual padecem afectou todas as aptidões, ou competências, reportadas aos domínios de actividade e comportamento estudados. Significa que as actividades realizadas e comportamentos expressos exactamente por estes mesmos alunos apresentam-se, no âmbito do processo de observação e análise, à percepção das outras pessoas, em geral, e dos docentes, em particular, com certo grau de inadequabilidade face ao nível de exigência esperado habitualmente pelas instituições do mundo envolvente. Sendo real a inadequação no desempenho de tarefas, execução de acções e realização de actividades, pelos sujeitos em questão, infere-se que existem perturbações nas funções psíquicas e, por inerência, nas estruturas de ordem neuro-psicológica, psicológica propriamente dita, psicossocial e obviamente comportamental, que as suportam e veiculam.

As estruturas funcionais a que se faz referência são qualificativamente designadas de capacidades, aptidões, ou competências, conforme o paradigma de abordagem e o nível de profundidade em que opera a conceptualização. Obviamente que se está a falar da mesma estrutura organizativa e do mesmo fenómeno em níveis de funcionalidade diferentes.

Então, estes dois alunos com síndrome de Asperger, no que respeita às funções estudadas, indiciam graus deficitários de formação, desenvolvimento e optimização das aptidões, ou competências que deveriam assegurar o desempenho adequado de tarefas e a realização de actividades.

Com fundamento nos critérios de quantificação numérica por cumulação das pontuações obtidas em cada categoria e subcategoria delineadas e também no de cumulação escalar por bandas de percentagens demonstrou-se a existência de graus inferiores de desenvolvimento das aptidões ou competências correspondentes, sendo bastante significativos os valores das diferenças de pontuação escalar encontradas nos alunos padecentes do distúrbio e nos alunos em que o distúrbio não existe. Diferenças quantitativas que se convertem em diferenças qualitativas de graus ou níveis de desenvolvimento das estruturas e das funcionalidades internas das capacidades ou aptidões, as quais deverão assegurar a competência do sujeito para realizarem as actividades adequadamente. Por conseguinte, os défices de desenvolvimento das estruturas determinam os graus de incompetência do sujeito, ou de inadequabilidade de desempenho da tarefa.

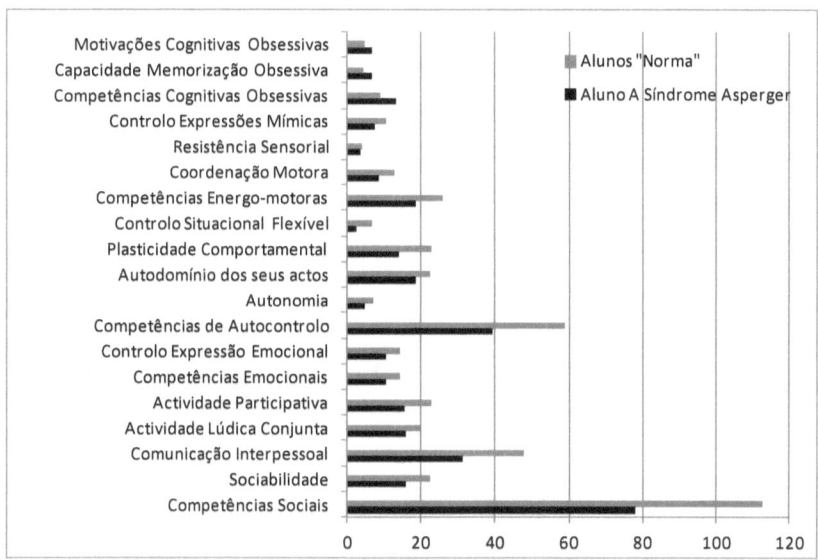

Figura 1. Competências do aluno A com síndrome de Asperger e dos alunos referência, que não padecem do distúrbio, conforme percepção dos seus docentes.

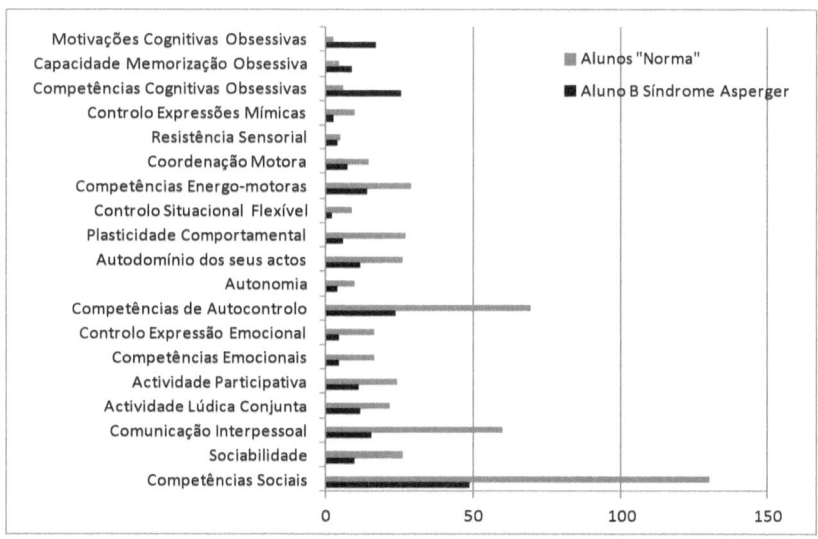

Figura 2. Competências do aluno B com síndrome de Asperger e dos alunos referência, que não padecem do distúrbio, conforme perceção dos seus docentes

Com fundamento nos critérios de quantificação numérica por cumulação das pontuações obtidas em cada categoria e subcategoria delineadas e também no de cumulação escalar por bandas de percentagens demonstrou-se a existência de graus inferiores de desenvolvimento das aptidões ou competências correspondentes, sendo bastante significativos os valores das diferenças de pontuação escalar encontradas nos alunos padecentes do distúrbio e nos alunos em que o distúrbio não existe. Diferenças quantitativas que se convertem em diferenças qualitativas de graus ou níveis de desenvolvimento das estruturas e das funcionalidades internas das capacidades ou aptidões, as quais deverão assegurar a competência do sujeito para realizarem as actividades adequadamente. Por conseguinte, os défices de desenvolvimento das estruturas determinam os graus de incompetência do sujeito, ou de inadequabilidade de desempenho da tarefa.

Assim sendo, os alunos A e B, padecentes da síndrome de Asperger, são portadores de insuficiente desenvolvimento em determinadas estruturas e funções, aos níveis, neuropsicológico, psicológico, comportamental, cujas especificidades se traduzem em défices de desenvolvimento e de funcionalidade de competências: sociais, emocionais, cognitivas, controlo-regulativas e energo-motoras.

Nos défices das competências sociais globalmente reflectem-se os défices das competências específicas de sociabilidade, de comunicação interpessoal, da actividade lúdica conjunta e da actividade participativa.

Défices nas competências sociais corroborados pelas descrições da maioria dos autores ao considerarem que os sujeitos com síndrome de Asperger quase sempre desconhecem, ou pelo menos não dominam, as regras e as convenções tácitas inerentes ao comportamento social. Estes jovens parecem frequentemente terem a pretensão de se socializarem e conviverem com os seus pares. Contudo, paralelamente a esta intenção, também parecem não saber como o fazer, nem como participar nas brincadeiras e nas actividades conjuntas em grupo (Asperger, 1952; Attwood, 1998, 2006, 2011). No entanto, alguns sentem-se bem sozinhos, não se sentido motivados para a sociabilidade com os pares, outros eventualmente também não saberão como interagir com os demais, procurando assim o isolamento (Klin & Volkmar, 1997, 2003; Gillberg & Peeters,1998). É ainda possível experimentarem bastantes dificuldades na utilização da linguagem adequada a cada contexto social que se lhes impõe (Baron-Cohen, 2000; Palha, 2009). Portanto, sendo muitas as exigências sociais colocadas aos alunos com síndrome de Asperger, em contexto escolar, ao verificar-se um défice de competências nessa área social, poderão ocorrer níveis elevados de frustração devido à sua incapacidade de expressar sentimentos de forma adequada, ou de compreender, às situações sociais inerentes.

O défice da competência emocional prende-se basicamente ao défice no controlo da expressão emocional.

No que respeita às competências de ordem cognitiva os défices reportam-se à existência de excessos de obsessividade na capacidade de memorização e na fixação repetitiva de certas motivações. Relativamente a este aspecto a literatura também se refere ao interesse obsessivo por determinado assunto ou personagem como uma caraterística da síndrome de Asperger, sendo até feito prova clínica da influência negativa que ela exerce no bem-estar da família e que tende a permanecer ao longo da vida (Klin, Jones, Schultz & Volkmar, 2005). Chega-se a afirmar que comportamentos e interesses deste tipo parecem assumir o controlo da interacção social (Cumine, Leach & Stevenson, 2006). Concretamente nos dois alunos A e B do estudo, ao proceder à análise dos seus relatórios do Programa Educativo Individual, e dos vários contatos informais com os alunos e suas professoras de Educação Especial, verificou-se neles interesses específicos com contornos de obsessão por alguns temas, tais como a robustez física e os transportes. Interesses obsessivos que estão frequentemente presentes nas suas conversas e comportamentos, parecendo proporcionar-lhe satisfação.

Os défices nas competências de auto-controlo comportamental encontram-se repercutidos nos défices de autonomia, autodomínio, plasticidade comportamental e do controlo situacional flexível. Neste campo os autores referem que as crianças e os jovens, padecentes de síndrome de Asperger, são habitualmente pouco flexíveis, detentores de ideias fixas, incorporando uma maneira de pensar rígida; tanto que, reagem negativamente a alterações ou a mudanças, sendo a sua conduta regida por rotinas (Attwood, 1998; Thomas, 2002; Perez-Egana, 2004) e quando estas são alteradas, poderão, nele, ser desencadeados níveis elevados de angústia e ansiedade, conduzindo-os, por vezes, à perda de controlo.

O défice nas competências energo-motoras vê-se reflectido nas deficitárias coordenação motora, resistência sensorial, em forma de hipersensibilidade, e do controlo das expressões mímicas e pantomímicas. Alguns autores referem estudos, os quais sugerem que a síndrome de Asperger pode ter sintomas relacionados com anomalias sensoriais tais, em que sensações comuns podem ser sentidas muito intensamente, dotando o portador de hipersensibilidade. De salientar que esta hipersensibilidade tende a diminuir com a idade (Frith, 1997; Attwood, 2006, 2011). Entretanto, nestes padecentes também podem ocorrer défices na coordenação motora, sendo, por vezes, desajeitados na marcha e na corrida, apresentando dificuldades ao nível do equilíbrio, da motricidade fina e grossa (Gillberg, 1995; Szatmari, 2003). Défices confirmados no aluno B que revela dificuldades ao nível da motricidade global e fina e discretas dificuldades na coordenação motora. Os seus problemas ao nível da motricidade fina têm repercussões quer na escrita (disgrafia) que nem sempre é muito legível, quer no ritmo de execução de algumas tarefas, tornando-se mais lento.

Embora os défices detectados e confirmados existam todos em ambos os alunos A e B, com síndrome de Asperger, o grau ou nível de desenvolvimento deficitário das competências não é o mesmo. O aluno B apresenta graus de desenvolvimento das competências estudadas inferiores àqueles demonstrados pelo aluno A. Facto indiciador de que cada caso é diferente do outro, apesar do mesmo distúrbio. Consequentemente, o conhecimento pormenorizado do grau de desenvolvimento e das especificidades das diversas estruturas, funções, competências, em cada sujeito concreto, permitirá, com maior grau de objectividade, cientificidade e ponderabilidade, desenhar o perfil específico individual de aptidões ou competências aos vários níveis de funcionalidade pretendidos: neurofisiológico, neuropsicológico, psicológico, psicossocial, comportamental, psico-educacional, psicopedagógico, educativo-pedagógico, didático. Isto em conformidade com o paradigma de abordagem a adoptar.

No perfil do aluno A, atendendo a uma escala desenvolvimental [0%–100%], dividida por quartis de 25% cumulativos até perfazer a totalidade, o grau de desenvolvimento da maioria das competências encontra-se no segundo quartil, correspondente ao intervalo de variabilidade [25%–50%], sendo que os seus pares, que não padecem do distúrbio, se posicionam no terceiro quartil, intervalo de variabilidade [50%–75%]. Portanto, as competências na generalidade apresentam défice de desenvolvimento na ordem dos 25% face ao padrão referencial.

Em contrapartida, no perfil do aluno B o grau de desenvolvimento da maioria das competências insere-se no primeiro quartil, correspondente ao intervalo de variabilidade [0%–25%], sendo que os seus pares que não padecem do distúrbio se posicionam predominantemente no terceiro quartil, intervalo de variabilidade [50%– 75%], porque as competências de autocontrolo comportamental e as energo-motoras inscrevem-se no quarto quartil [75%–100%]. Portanto, as competências na generalidade apresentam défice de desenvolvimento na ordem dos 45% – 55%, face ao padrão referencial.

Compreensão das especificidades diferenciais, quanto aos graus de desenvolvimento e optimização, das competências nos alunos A e B que servirá de base científica à implementação da diferenciação pedagógica. Por conseguinte, esta abordagem diferenciada conduzirá à selecção e adopção de métodos, instrumentos e procedimentos formativos, educacionais, pedagógicos e didáticos específicos em conformidade com os pormenores estruturais e funcionais das aptidões, ou competências, de cada um dos sujeitos à intervenção.

6 Conclusões

1. Existe défice de desenvolvimento das aptidões ou competências dos alunos A e B com síndrome de Asperger, comparativamente às competências exibidas pelos pares escolares referência da norma.

2. Os docentes dos alunos A e B e daqueles alunos referência da norma têm percepção e noção da diferença de competências existente, avaliando como inferior o desempenho de tarefas e a realização de actividades na síndrome de Asperger.

3. Infere-se que a síndrome de Asperger, nestes casos concretos, resulta do comprometimento de funções aos níveis neuro-cerebral, neuropsicológico, psicológico, afectando o desenvolvimento normal e adequado de competências sociais, emocionais, controlo-regulativas e de coordenação motora.

4. Os alunos A e B, padecentes da síndrome de Asperger, revelam défices de desenvolvimento e funcionalidade de aptidões ou competências adstritas à sua actuação comportamental no desempenho de tarefas e realização de actividades. Nas competências sociais os défices de desenvolvimento reportam-se às dificuldades experimentadas na sociabilidade, na comunicação interpessoal, na actividade lúdica conjunta e na actividade participativa, vindo a confirmar as principais dificuldades dos sujeitos com este tipo de distúrbio – na interacção social e comunicação. Nas competências emocionais os défices dificultam a acção dos pacientes no controlo da sua expressão emocional. Nas competências controlo-regulativas os défices transformam-se em obstáculos ao auto-controlo comportamental, bem patentes nas insuficiências de autonomia, autodomínio, plasticidade comportamental e controlo situacional flexível. Nas competências energo-motoras os défices reflectem-se negativamente na coordenação motora, resistência sensorial e controlo das expressões mímicas e pantomímicas. Nas competências de conotação cognitiva os défices intensificam o traço de obsessividade no âmbito da funcionalidade da memória e das motivações.

5. O défice de desenvolvimento das competências submetidas ao estudo confirma-se em ambos os alunos A e B, sendo, em certa medida, caracterizadores da síndrome de Asperger. Contudo, há diferenças quanto ao grau de desenvolvimento das várias competências: no aluno A o grau de desenvolvimento é claramente superior ao do aluno B, conduzindo a perfis de competências absolutamente diferentes, corroborados pelos níveis de desempenho destes alunos.

6. As diferentes especificidades dos perfis de competências nos alunos A e B determinam cientificamente a necessidade imprescindível em adoptar o paradigma da diferenciação pedagógica, materializada fundamentalmente na selecção minuciosa de métodos, instrumentos e procedimentos, formativos, educacionais, pedagógicos e didáticos, cuja especificidade diferenciadora será ditada pelas peculiaridades estruturais e funcionais das aptidões ou competências, reveladas em cada sujeito particular.

Referências bibliográficas

Alcântara, J. A. (1998). *Como educar as atitudes*. Lisboa: Plátano Editora.

Almeida, L. S., Freire, T. (1997). *Metodologia da Investigação em Psicologia e Educação*. Braga: Lusografe.

Alonso, Luísa (1994). *A construção do currículo na escola: Um processo de desenvolvimento curricular para o 1º ciclo do ensino básico*. Porto: Porto editora.

Alves, M. (2009). Aconselhamento parental na Síndrome de Asperger. *Revista Diversidades*, 26, pp. 4-8.

American Psychiatric Association (2000). *Diagnostic and Statistical Manual of Mental Disorders - Revised (DSM-IV-TR)*. Washington, DC: Author.

Antunes, N. L. (2009). *Mal-entendidos: da Hiperactividade à Síndrome de Asperger, da Dislexia às Perturbações do Sono. As respostas que procura*. Lisboa: Verso da Kapa.

Asperger, H. (1952). *Pedagogia Curativa*. Barcelona: Editorial Luís Miracle. S.A.

Attwood, T. (1998). *Asperger's Syndrome: A Guide for Parents and Professionals*. London: Jessica Kingsley Publishers.

Attwood, T. (2006). *Síndrome de Asperger: Um guia para pais e profissionais*. Lisboa: Verbo Editora.

Attwood, T. (2011).*Tudo sobre a Síndrome de Asperger*. Lisboa: Verbo Editora.

Baron-Cohen, S. (2000). Theory of mind and autism. A fifteen year review. In Baron-Cohen, H., Tager-Flusberg and D. J. Cohen (Eds.). *Understanding other minds: perspectives from developmental cognitive neuroscience* (pp. 3 – 20). Oxford: OUP.

Boal, Maria et al. (1996). *Educação para todos – Para uma pedagogia diferenciada*. Lisboa: Ministério da Educação.

Borreguero, P. (2004). *El Síndrome de Asperger: Excentricidad o Discapacidad social?* (6ª ed.) Madrid: Alianza Editorial.

Bosa, C. A. (2001). As relações entre autism, comportamento social e função executiva. *Psicologia: Reflexão e Crítica*, 14 (2). Pp. 281 – 287.

Chawarska, K., Volkmar, F. & Klin, A. (2010). Limited Attentional Bias for Faces in toddlers with Autism Spectrum Disorders. *Archives of General Psychiatry*, 67: 2, 178-185.

Cumine, V.; Leach, J. & Stevenson, G. (2006). *Compreender a Síndrome de Asperger: Guia prático para educadores*. Porto: Porto Editora.

Gardner, H. (1983). *Frames of mind: The theory of multiple intelligences*. New York: Basic Books.

Gillberg, C. (Ed.) (1989). *Diagnosis and treatment of autism*. New York: Plenum Press.

Gillberg, C. (1995). *Clinical Child Neuropsychiatry*. Cambridge: Cambridge University Press.

Gillberg, C. & Peeters, T. (1998). *Autism: medical and educational aspects*. London: Whurr.

Gillberg, C. & Billstedt, E. (2000). Autism and Asperger syndrome: coexistence with other clinical disorders. *Acta Psychiatrica Scandinavica.*102 (5), 321-330.

Grave-Resendes, Lurdes (2002). *Diferenciação Pedagógica.* Lisboa: Universidade Aberta.

Heacox, D. (2001), *Diferenciação Curricular na sala de aula – como efectuar alterações curriculares para todos os alunos.* Lisboa: Porto Editora

Jimenez, R. B. (1991). *Necessidades Educativas Especiais. Manual Teórico e Prático.* Málaga: Ediciones Aljibe.

Klin, A., Jones, W., Schultz, R. & Volkmar (2005). The enactive mind – From actions to cognition. Lessons from autism. In F. Volkmar, R. Paul, A. Klin & D. J. Cohen (Eds.). *Handbook of autism and pervasive developmental disorders* (3rd Edition, pp. 473 – 514). New Jersew: J. Wiley.

Klin, A. & Volkmar, F. R. (1997). Asperger`s Syndrome. In D. J. Cohen & F. R. Volkmar (Eds.). *Handbook of Autism and Pervasive Developmental Disorders* (2nd ed., pp. 94 – 122). New York: Wiley & Sons.

Klin, A. & Volkmar, F. R. (2003). Asperger syndrome: diagnosis and external validity. *Child and Adolescent Psychiatric Clinics of North America,* 12 (1), 1 – 13.

Lei de Bases do Sistema Educativo Português, Lei nº 46/86 de 14 de Outubro.

Luria, A. R. (1981). *Fundamentos de Neuropsicologia.* São Paulo: Livros Técnicos e Científicos.

Marques, C. (2000*). Perturbações do Espectro do Autismo.* Coimbra: Quarteto Editora.

Marques, T. (2002). *Autismo : Que intervenção ?* Cidade solitária.

Nery, I. (2013). A biologia do amor. *Visão,* 12 de Setembro de 2013.

Ozonoff, S., Rogers, S. J., & Hendren, R. L. (2003). *Perturbações do espectro do autismo.* Lisboa: Climepsi Editores.

Ozonoff, S., South, M. & Provencal, S. (2005). Executive functions. In F. Volkmar, R. Paul, A. Klin & D. J. Cohen (EEds.). *Handbook of autism and pervasive developmental disorders* (3rd Edition, pp. 606-627). New Jersey: J. Wiley.

Palha, M. (2009). Perscrutando a Síndrome de Asperger. Definição e Características. *Revista Diversidades: Mundo Aspie*, 26, (pp. 4-8).

Pereira, F. O. (2008). *Especificidade psicológica da imagem representacional dos estilos personalístico-comportamentais dos profissionais de educação*. Porto: Edições Ecopy.

Pereira, F. O. (2011). Especificidades psicológicas e comportamentais da violência, em particular entre pares na escola – bullying. *Cadernos de Investigação Aplicada* Nº 5. Lisboa: Edições Universitárias Lusófonas.

Perez- Egana, E. (2004). *A donde el silencio nos lleve*. Entrelíneas Editores.

Perrenoud, Ph. (1995). *La pédagogie à le école des différences: Fragments d`une sociologie de l`échec*. Paris: ESF.

Perrenoud, Ph. (1999). *Construir as competências desde a escola*, 2ª edição. Porto Alegre: Artmed editora.

Perrenoud, Ph. (2001). *A pedagogia na escola das diferenças – Fragmentos de uma sociologia do fracasso*, 2ª edição. Porto Alegre: Artmed editora.

Prudêncio, S., Comí, M., Navarro, A., Peréz, J., Jorge, C., & Pascual, R. (2004). *Un acercamiento al Síndrome de Asperger. Una guia teórica y prática*. Valência: Asociación Asperger España.

Sá, Luzia (2001). Pedagogia *Diferenciada. Uma forma de aprender a aprender*. Porto: ASA.

Szatmari, P. (2003). The causes of autism spectrum disorders (ASD). *British Journal of Psychiatry*, 326: 173-174, 2003.

Reichow, B. & Volkmar, F.R. (2010). Social Skills Interventions for Individuals with Autism: Evaluation for Evidence-Based Practices within a Best Evidence Synthesis Framework. *Journal of Autism and Developmental Disorders*, 40: 2, 149-166.

Thomas, G. (2002). *El Síndrome de Asperger: Estrategias prácticas para el aula. Guía para el profesorado*. País Vasco: Servicio Central de Publicaciones.

Uceda, M. V., & Bonilla, F. M. (2007*). Síndrome de Asperger: Un acercamiento al trastorno y a su tratamiento educativo.* Sevilla: Fundación Ecoem.

Frith, U., Morton, J. & Leslie, A. M. (1991). The cognitive basis of a biological disorder: autism. *Trends in neurosciences,* 14 (10): 433 – 438.

Frith, U., (1996). Social communication and disorder in autism and Asperger syndrome. *Journal of psychopharmacology* (Oxford, England) 1996; 10(1): 48 – 53.

Frith, U., (1997). The neurocognitive basis of autism. *Trends in cognitive sciences,* 1997; 1 (2): 73 – 77.

Frith, U., (1998). Cognitive deficits in developmental disorders. *Scandinavian journal of psychology,* 1998; 39 (3): 191 – 195.

Volkmar, F. R., Klin, A. & Pauls, D. L. (1998). Nosological and genetic aspects of Asperger syndrome. *Journal of Autism and Developmental Disorders,* 28, 457 – 463.

Volkmar, F.R. & Wiesner, E.A. (2009). *A Practical Guide to Autism: What Every Parent, Family Member, and Teacher Needs to Know.* Hoboken, NJ: John Wiley and Sons.

Williams, C., & Wright, B. (2008). *Convivendo com Autismo e Síndrome de Asperger. Estratégias Práticas para Pais e Profissionais.* São Paulo. M.Books. Editora Ltda.

Wing L (1981). Asperger's syndrome: a clinical account. *Psychol Med* 11 (1): 115–29.

Wing, L. (1988). *Aspects of Autism: Biological Research.* London: (Editor).

Wing, L. (1996). *The autistic spectrum: a guide for parents and profissionals.* London: Constable.

Wing, L. & Potter, D. (2002). The epidemiology of autistic spectrum disorders: is the prevalence rising? *Mental Retardation & Developmental Disabilities Research Reviews.* 8 (3), 151 – 161.

World Health Organization (1992). *International Classification of Diseases, 10th edition (ICD-10): classification of mental and behavior disorders.* Geneva, Switzerland: Author.

Referências webgráficas

Bauer, S. (1995). Asperger Syndrome – Throught the Lifespan. *The Developmental Unit, Genesee Hospital Rochester*, New York. Recuperado em Junho de 2011, de http://www.autismo-br.com.br/home/As-escol.htm.

DSM-IV-R (2002). *Manual Diagnóstico e Estatístico de Transtornos Mentais.* Recuperado em Junho 2011, de http://www.psicologia.pt/instrumentos/dsm_cid/dsm.php.

OMS. (2010). *ICD 10 - International statistical classification of diseases and related health problems.* - 10th revision, edition 2010. Recuperado em Junho 2011, de http://www.who.int/classifications/icd/ICD10Volume2_en_2010.pdf.

Williams, K. (1996). Entendendo estudantes com Síndrome de Asperger: guia para professores. Universiddae de Michigan, Hospital Psiquiátrico para Crianças e Adolescentes. *In: "Focus on Autistic Behavior",* vol 10, nr.2, 1995. Recuperado em Junho de 2011, de http://www.autismo-br.com.br/home/As-escol.htm

Terapêuticas nutricionais na promoção da estabilidade emocional e desenvolvimento cognitivo

Rute F. Vitor[1,2]
Sara Pinhão[3]

Palavras chave

Terapêutica nutricional, estabilidade emocional, desenvolvimento intelectual, EPA, fitoterapia, suplementação alimentar.

Resumo

Muitos problemas do desenvolvimento, como a perturbação de hiperatividade e défice cognitivo, dislexia ou dispraxia são complexos e multifatoriais. No controlo destas problemáticas, a abordagem nutricional é um aspeto relativamente negligenciado.

Contudo, estudos apontam que carências nutricionais, a ingestão de açúcares refinados, aditivos alimentares, metais pesados, alergias e intolerâncias alimentares podem afetar negativamente o comportamento, desenvolvimento intelectual e a estabilidade emocional das crianças.

[1] CBIOS - Research Center for Biosciences & Health Technologies, COFAC, Campo Grande, 376, 1749-024 Lisboa.
[2] Corresponding author: rutevitor@hotmail.com
[3] ULHT, Grupo Lusófona, Campo Grande, n.º 376, 1749-024 Lisboa

Por contrapartida, evidências crescentes tem vindo a demonstrar que uma alimentação equilibrada e suplementação adequada em vitaminas, minerais, EPA, DHA, GLA, fosfolípidos, aminoácidos e fitoterapia, desempenham um papel fulcral na promoção da estabilidade emocional, capacidade de concentração e memória, desenvolvimento intelectual, controlo de ansiedade e irritabilidade.

A abordagem nutricional poderá tornar-se a primeira alternativa terapêutica na promoção da estabilidade emocional, sendo benéfica também em crianças e adultos saudáveis para que possam atingir o seu máximo potencial.

Title

Nutritional therapies to promote emotional stability and cognitive development

Keywords

Nutritional therapy, emotional stability, intellectual development, EPA, herbal medicine, dietary supplementation.

Abstract

Many development problems, such as hyperactivity disorder and cognitive impairment, dyslexia or dyspraxia are complex and multifactorial. In controlling these problems, nutritional approach is a relatively neglected aspect.

However, studies indicate that nutritional deficiencies, intake of refined sugars, food additives, heavy metals, food allergies and intolerances can negatively affect behavior, intellectual development and emotional stability of the children.

By contrast, increasing evidence has shown that a balanced diet and proper supplementation with vitamins, minerals, EPA, DHA, GLA, phospholipids, amino acids and herbal medicine, play a pivotal role in promoting emotional stability, ability to concentrate and memory development intellectual, control anxiety and irritability.

The nutritional approach may become the first therapeutic alternative in promoting emotional stability, and is also beneficial in healthy children and adults so they can reach their full potential.

1 O carácter holístico da saúde emocional

O corpo e a mente estão intimamente ligados e não devem ser abordados independentemente, mas como um todo. Um corpo enfermo é acompanhado por uma mente cansada. E uma mente ansiosa e nervosa traduz-se em reações mensuráveis no corpo, como o típico desarranjo intestinal que acompanha os nervos de um exame.

Na atualidade, os países mais industrializados, apesar das possibilidades económicas, das comodidades inerentes e do conhecimento, maltratam o corpo e a mente ao adotarem um estilo de vida desequilibrado. As enumeras solicitações do quotidiano e a competitividade nos meios laborais tem progressivamente conduzido a população a descurar a qualidade nutricional da sua alimentação (Capozzoli, 2012) e a optar por um estilo de vida predominantemente sedentário, sendo estes fatores determinantes no aparecimento das desregulações metabólicas (obesidade, excesso de colesterol, diabetes tipo II), doenças como o cancro e desequilíbrios emocionais como o stress, a hiperatividade e a depressão.

A nível mental, as alterações começam muitas vezes por se manifestar logo na infância sob a forma da síndrome de hiperatividade e défice de atenção (ADHD), problemas de aprendizagem específicos, dislexia, dispraxia ou problemas do espectro do autismo (ASD). Na adolescência e na fase adulta é detetada uma diminuição da saúde mental, sendo diagnosticadas as depressões, bipolaridade e as alterações do espetro da esquizofrenia.

Compreender o carácter holístico da saúde emocional requer reconhecer e querer melhorar hábitos quotidianos, melhores relações pessoais e sociais, melhores padrões alimentares e pode passar por uma abordagem às terapêuticas naturais, numa introspeção racional do estilo de vida.

1.1 Exercício físico

O exercício pode ter efeitos profundos sobre numerosos sistemas biológicos no corpo humano, incluindo o sistema nervoso central (Anish, 2005).

A prática regular de exercício físico é essencial, em qualquer faixa etária, por enumeras razões, que se prendem não só com a melhoria da saúde cardiovascular, muscular e articular e o controlo do peso mas, porque do ponto de vista emocional, promove a autoestima, melhora a gestão do stress e os padrões de sono. Do exercício físico, tanto mais eficaz quanto mais prazeroso para quem o pratica, resulta a libertação de endorfinas pelo organismo, permitindo que o individuo usufrua de um sentimento de bem-estar geral.

1.2 Sono

No organismo, a melatonina é a hormona responsável pela regulação dos ciclos de sono e de atividade. Esta hormona é libertada pela glândula pineal, situada no cérebro e todos os dias o corpo e a mente necessitam de descanso, e não só o número de horas de descanso deve ser respeitado, como o período de repouso deve ser noturno, uma vez que a glândula pineal é sensível à luz. O desrespeito pelos padrões naturais do sono tem consequências prejudiciais ao nível neurocognitivo como a redução das capacidades intelectuais, da memória e da capacidade de concentração e instabilidade emocional (Orzeł-Gryglewska, 2010).

1.3 Hábitos e rotinas de vida

A literatura tem demonstrado que por exemplo a raiva, tanto suprimida como exprimida pode influenciar o aparecimento de várias doenças, tanto psicológicas como físicas, pelo que a intervenção nunca se deverá limitar apenas à medicação (Staicu *et.al.*, 2010). O homem é um ser social que depende do outro e sente plenitude na sua felicidade apenas quando esta é partilhada. Atualmente existem estudos que relacionam o isolamento emocional e a solidão como agravantes da depressão e outros desequilíbrios emocionais mas também com problemas cardiovasculares, maior propensão para infeções virais e maior taxa de mortalidade.

As refeições podem ser um importante ato de socialização e, tomadas em conjunto, permitem uma mastigação mais lenta e pausada e portanto uma melhor absorção dos nutrientes e a obtenção por parte do individuo de momentos do dia em que usufrui de tempo para uma descontração diária.

De facto, a par dos bons hábitos referidos também a preocupação com a introspeção é cada vez mais defendida.

2 Terapia nutricional na estabilidade emocional

A alimentação fornece os nutrientes necessários para a construção e bom funcionamento dos tecidos neuronais, é crucial nas reações químicas neuronais, no comportamento e na resposta à medicação (Prasad, 1998).

2.1 Maus hábitos alimentares

Determinados hábitos alimentares e escolhas nutricionais afectam negativamente o organismo (excesso de peso, doenças metabólicas), com consequências ao nível comportamental e emocional tanto em crianças como em adultos. O jejum prolongado, saltar refeições (em especial o pequeno-almoço), horários desregulados, ingestão de quantidades excessivas em pouco tempo, entre outros, estão associados a fadiga, ansiedade, sintomatologia associada à hiperatividade, falta de concentração e memória.

2.1.1 Açucar refinado

A glicose, vulgo açúcar, é o principal combustível do cérebro. Tanto o excesso de açúcar como a sua carência se traduzem em desequilíbrios emocionais e do comportamento. As farinhas e açúcares refinados, além de perderem um conjunto importante de vitaminas e sais minerais durante o processamento industrial, são grandes quantidades de glicose, absorvível muito rapidamente. Estes açúcares, de entrada rápida na circulação sanguínea, vão desencadear uma libertação brusca de insulina que vai conduzir de imediato este açúcar para dentro de cada uma das células. O resultado são células com uma carga energética muito alta, repentinamente, e portanto, nalgumas crianças conduz a alguns sintomas de hiperatividade mascarados e nos adultos a sintomas de ansiedade, associados às flutuações bruscas da sua velocidade metabólica.

Com a saída da glicose da circulação sanguínea repentinamente, o organismo desencadeia a produção brusca de glicagina que, após a entrada em circulação provoca, nomeadamente, sensação de fome voraz, irritabilidade, falta de concentração e diminuição da capacidade cognitiva.

Alimentos processados, produtos de pastelaria, doces, sumos e refrigerantes são as principais fontes de hidratos de carbono simples.

2.1.2 Gorduras nocivas

O cérebro é constituído em 60 por cento por gordura, sendo os ácidos gordos EPA e DHA (ómega-3), GLA (ómega-6) e fosfolípidos os que apresentam maior benefício (Holford *et al*, 2009). Contudo, no padrão alimentar ocidental atual, o maior aporte de gorduras são saturadas, polinsaturadas ómega-6 em excesso e gorduras trans. A ingestão em excesso destas gorduras, não só promove a obesidade e doenças metabólicas como prejudica o funcionamento adequado do cérebro resultando na redução das capacidades intelectuais (memória, concentração) e alterações do humor (ansiedade e depressão).

2.1.3 Metais pesados e poluentes alimentares/aditivos alimentares

O peixe é o alimento com maior teor de ácidos gordos ómega-3, essenciais ao bom funcionamento do cérebro. Contudo, atualmente, devido à poluição dos mares, o peixe gordo apresenta níveis elevados de metais pesados (mercúrio, chumbo e cádmio), que após a sua ingestão, se alojam no cérebro. Outras fontes importantes de metais pesados são tabaco, pesticidas, herbicidas, fumos de escape e ambientes industriais. Estes metais pesados têm um efeito devastador no cérebro, estando relacionados com alterações de humor, comportamento agressivo, hiperatividade e desempenho intelectual fraco, tanto em crianças como adultos.

Por forma a melhor conservar os alimentos e a prolongar e/ou conferir características aos mesmos, atualmente são introduzidos na nossa alimentação inúmeros aditivos como corantes, conservantes, emulsionantes, entre muitos outros. Os aditivos são considerados antinutrientes, isto é, substâncias que interferem com a nossa capacidade de absorver ou de utilizar os nutrientes essenciais ou nalguns casos, substâncias que promovem a perda dos nutrientes essenciais no organismo. Como consequência da ingestão destes antinutrientes verifica-se no homem comportamento agressivo, falta de auto domínio, fraca capacidade de manter a atenção, apatia, perturbações do sono, da memória e do desempenho intelectual (Holford P. *et al*, 2009).

2.1.4 Alergias e intolerâncias alimentares

Cerca de um em cada cinco crianças ou adultos apresenta alergias ou intolerâncias a alimentos comuns como leite, trigo, leveduras e ovos. Acredita-se que esta percentagem é ainda maior em indivíduos com problemas comportamentais.

Vários sistemas do corpo, incluindo o sistema nervoso central, podem ser afectados pelas alergias e intolerâncias alimentares, causando uma variedade de sintomas como a fadiga, irritabilidade, hiperatividade, distúrbios de aprendizagem e até autismo.

2.2 Alimentação equilibrada

Por forma a comunicar à população geral, os grupos de alimentos e a sua proporção diária, foi construída a Roda dos Alimentos (cf. www.fcna.up.pt/up/up-content/2013/10/livro_Alimentos_na_Roda.pdf). Composta por 7 grupos, esta representação gráfica foi concebida para orientar as escolhas e combinações alimentares que devem fazer parte de um dia alimentar saudável. Assim, em cada grupo estão representados alimentos nutricionalmente semelhantes entre si, para que possam ser substituídos, assegurando a variedade nutricional e alimentar.

Partindo da Roda dos Alimentos, direcionada para a população geral, alguns grupos de alimentos e nutrientes merecem destaque, pelas evidências científicas dos benefícios da ingestão dos mesmos na estabilidade emocional e no desenvolvimento cognitivo.

2.2.1 Hidratos de carbono complexos

Como já foi discutido anteriormente, a ingestão de açúcares refinados (hidratos de carbono simples), em especial por indivíduos mais suscetíveis de sofrer de alterações do comportamento e do humor tem efeitos prejudiciais. Contudo a ingestão diária de hidratos de carbono complexos, presentes em cereais integrais, vegetais e leguminosas é essencial. Por serem complexos, estes hidratos de carbono apresentam uma velocidade de entrada de glicose no sangue mais lenta, o que é altamente benéfico na regulação do aporte de glicose a todos os sistemas do nosso organismo. Além disso, as principais fontes alimentares de hidratos de carbono complexas são ricas em fibras (reguladoras do trânsito intestinal e retardadoras da velocidade de absorção de açúcar), vitaminas e minerais essenciais, contribuindo ainda mais para o bom funcionamento do cérebro (atenção, memória, concentração) e na manutenção de níveis de energia adequados, tanto em crianças como em adultos.

2.2.2 Vitaminas e minerais

As vitaminas e minerais são micronutrientes fundamentais que possibilitam reações no organismo, a metabolização de nutrientes nos seus produtos finais, a construção e reconstrução de tecidos, inclusive do cérebro e sistema nervoso. As vitaminas participam na conversão de glicose em energia, na produção de serotonina, melatonina e acetilcolina (neurotransmissor da "felicidade", do "sono" e potenciador da memória, respetivamente). Assim, um aporte inadequado de vitaminas pode resultar num QI abaixo do seu verdadeiro potencial, memória fraca, cansaço, tonturas, fraca atenção e concentração, falta de motivação e depressão, tanto em crianças como adultos.

Os vegetais e frutas são fontes alimentares por excelência de vitaminas do complexo B, e vitaminas C e E, com funções antioxidantes, uma vez que protegem as células dos radicais livres, moléculas extremamente instáveis que podem causar danos celulares. A vitamina E, lipossolúvel, é a principal protetora a nível cerebral e está presente em vegetais de folha verde, sendo mais predominante em óleos vegetais, sementes e leguminosas.

Os minerais como o magnésio, zinco, selénio, cálcio, ferro e outros são essenciais na saúde mental, sendo que daremos maior destaque pelo benefício ao magnésio, zinco e ferro.

A nível mental, o magnésio, presente em verduras folhosas e sementes, desempenha um papel fundamental na obtenção de um estado de calma e um sono de qualidade, sendo que a sua carência está associada a indivíduos nervosos, irritáveis e agressivos. Apenas com um maior aporte deste mineral, em pacientes com depressão major onde foi detetada a respetiva carência alimentar, foi possível detetar níveis de recuperação muito rápidos numa alta percentagem da amostra (Lakhan, *et al* 2008). Além disso, crianças com sintomatologia associadas ao síndrome de hiperatividade e défice cognitivo revelaram regressão da sintomatologia (Hoolford & Colson, 2009).

O zinco está envolvido na manutenção do cérebro, nomeadamente na produção de serotonina e melatonina e na prevenção da oxidação celular. A carência de zinco está envolvida numa grande variedade de problemas de saúde mental, como a hiperatividade, o autismo, a ansiedade a depressão ou a esquizofrenia, inclusive crianças ditas saudáveis beneficiam de um aporte superior de zinco (Hoolford P. *et al.*, 2009).

O ferro, juntamente com a vitamina C e vitaminas do complexo B, nas doses adequadas, têm demonstrado reverter sintomatologia associada à depressão, bipolaridade, apatia, distúrbios alimentares, hiperatividade, etc.

De facto há mesmo situações de apatia que se associam à sintomatologia depressiva e que conduzem nomeadamente a uma diminuição da destreza mental que não são mais do que anemias não diagnosticadas.

2.2.3 Gorduras saudáveis

Na alimentação existem vários tipos de gordura, algumas das quais prejudiciais para a saúde mental, como abordado anteriormente, não obstante a ingestão adequada de gorduras ómega-3 (EPA e DHA) e fosfolípidos (fosfatidilcolina e fosfatidilserina) potenciam um adequado desenvolvimento cognitivo desde a gestação e promovem o equilíbrio emocional.

Por excelência, os peixes gordos, nomeadamente salmão, arenque, sardinhas e outros, são óptimas fontes de EPA e DHA, contudo são também fontes de ácidos gordos ómega-3 as sementes de linhaça, nozes e beldroegas. Estes alimentos devem ser incorporados na alimentação de qualquer individuo saudável pelo menos 3 vezes por semana. Todavia, no caso de o indivíduo sofrer de ansiedade, depressão, stress, problemas de sono ou problemas de aprendizagem, estas quantidades devem ser aumentadas e/ou adicionada sob a forma de suplementação alimentar.

O EPA é atualmente considerado um nutriente com importância ímpar ao nível da promoção da estabilidade emocional, controlo comportamental e Q.I. na generalidade da população (Antypa *et al.* 2009; Jazayeri *et al.* 2008; Rogers *et al.,* 2008; Gustafsson *et al,* 2010).

Muito se tem discutido em torno do papel fisiológico do EPA e também do DHA e progressivamente muitos aspetos têm sido clarificados.

O córtex cerebral é constituído por 20 biliões de neurónios que desempenham um papel central na memória, atenção, consciência, linguagem, pensamento (nomeadamente o pensamento abstrato), cognição, perceção, coordenação motora e resposta adaptativa ao mundo exterior. Em todos estes neurónios, o ácido gordo mais abundante é o DHA. Em cada neurónio, o DHA acumula-se preferencialmente nas zonas sinápticas pelo que apresenta uma influência direta na função neuronal.

Durante a gravidez, o feto desenvolve todas as estruturas cerebrais e sistema nervoso, o que implica que a mãe necessita de um aporte de DHA na ordem dos 300mg por dia (pelo menos no terceiro trimestre da gravidez e durante todo o período de amamentação). Se a grávida e a mãe a amamentar não providenciar este aporte adequado de DHA, o seu organismo retirará das suas próprias estruturas cerebrais o DHA necessário e como consequência, a mãe desenvolve carência de DHA. Baixas doses de DHA em circulação estão associadas ao risco de desenvolvimento de depressão pós-parto e parto prematuro (Hibbeln, 2002), bem como redução das capacidades intelectuais (memória, capacidade de concentração e raciocínio) e vista cansada (Simopoulos *et al,* 2000)

O aporte pelo leite materno de DHA é também crucial ao desenvolvimento da criança e melhora a capacidade de verbalização e o Q.I. das crianças até aos 4 anos. Maior quantidade de DHA em circulação nas crianças aumenta ainda a respectiva acuidade visual (Agostoni, 2008).

Relativamente ao papel do EPA, este ácido gordo apresenta não só uma função estrutural importante (tal como o DHA) mas também uma função reguladora de alguns processos metabólicos que influenciam o nosso humor. O EPA pode, por exemplo, promover maior concentração de serotonina (Sontrop, 2003; Peet, 2003).Além disso, muitos autores defendem que altas doses de EPA influenciam o bom funcionamento do aparelho cardiovascular pelo mesmo mecanismo de ação que influencia a saúde mental em geral. O EPA, modulando a produção dos subtipos de eicosanóides e de citocininas, atua como um anti-inflamatório e, desta forma, influencia a saúde cardiovascular e a saúde mental.

Muitos autores são unânimes considerando que pior que o défice de ácidos gordos ómega-3 é a desregulação do rácio ómega-6/ómega 3 nas sociedades ocidentais. Devido à crescente incidência de doenças cardiovasculares, como resultado de ingestão excessiva de gorduras saturadas, a indústria agroalimentar foi altamente pressionada para diminuir a incorporação destas gorduras. Consequentemente a indústria passou a trabalhar com gorduras vegetais, ricas em ácidos gordos essenciais ómega-6. Contudo, face à industrialização da sociedade ocidental, a ingestão de alimentos altamente processados cresceu exponencialmente, sendo a generalidade dos alimentos processados fonte de ácidos gordos ómega-6. Apesar das gorduras ómega-6 serem essenciais ao organismo, em especial na resposta inflamatória, a sua ingestão em excesso veio desequilibrar de forma acentuada o rácio ómega-6/ ómega-3 que em condições ideais deveria ser de 1/1 ou no máximo 5/1. Todavia, atualmente estima-se que o rácio ómega-6/ómega-3 chega a atingir diferenças de 16/1.

O consumo diário de elevadas quantidades de gorduras ómega-6 conduz à produção de eicosanóides de ação pro-inflamatória e pró-agregante plaquetária e, sabemos atualmente que favorecem a instabilidade emocional. Para combater tal efeito é crucial reduzir o consumo de fontes ricas em gorduras ómega-6 e aumentar o consumo de gorduras ómega-3 em particular de EPA, que nos permitam equilibrar o rácio e assim aumentar a produção de eicosanóides com ação anti-inflamatória, inibidora da agregação plaquetária e promotora da estabilidade emocional (Jehangir *et al.*, 2004).

De facto, o EPA é hoje considerado uma importante molécula antidepressiva natural. Muitos estudos em crianças, adolescentes e adultos com historial de problemas de desenvolvimento cognitivo e instabilidade emocional, têm sido realizados, comprovando a ação do EPA ao nível da melhoria dos problemas de relacionamento, humor e aprendizagem (Jazayeri, 2008; Richardson *et al.*, 2005; Antypa *et al.*, 2009; Rogers, 2008).

Muitos estudos em crianças em idade escolar com dificuldades de concentração e/ou aprendizagem, dificuldades de relacionamento, sintomatologia associada à ADHD, DCD e ASD têm mostrado que o aporte de EPA nas concentrações adequadas favorecem a qualidade do sono das crianças; melhoraram a concentração; melhoraram a capacidade de aprendizagem (leitura, pronúncia e cognição em geral) e diminuem a sintomatologia associada à síndrome de hiperatividade (ADHD) (Gustafsson *et al*, 2010).

Em adultos com problemas emocionais (inclusivamente com diagnóstico de depressão major, bipolaridade ou esquizofrenia) têm sido feitos inúmeros estudos que demonstram que altas doses diária de EPA são seguras e eficazes tanto em monoterapia como numa terapêutica combinada com fluoxetina (uma droga antidepressiva antiga mas que continua a ser uma referência no mercado). Jazayeri em 2008 mostraram num estudo duplamente cego que 1000 mg de EPA ou 20 mg de fluoxetina apresentam uma capacidade muito semelhante na diminuição da sintomatologia depressiva. E quando tomadas em conjunto, a diminuição da sintomatologia é ainda mais pronunciada (Jazayeri, 2008). Estes resultados têm sido confirmados posteriormente (Antypa *et al.*, 2009) e muitos outros estudos têm sido feitos mostrando a eficácia desta molécula no aumento da saúde mental sem efeitos secundários.

Desempenhando um papel também importante na saúde mental e no desenvolvimento cognitivo, encontramos a fosfatidilcolina e a folfatidilserina. Estes fosfolípidos poderão ser encontrados essencialmente em ovos e carne de órgãos, mas também, embora em menor quantidade, em feijões de soja e frutos secos e favorecem o bom funcionamento das membranas celulares e em particular das membranas das células neuroniais. No organismo a colina parece ajudar a reestruturar o cérebro por forma a se obter um desempenho melhorado e é a fonte principal de acetilcolina, o neurotransmissor da memória, enquanto que a fosfatidilserina é crucial na comunicação entre os neurónios.

3 Fitoterapia

Este trabalho não pode finalizar sem uma alusão às plantas medicinais que tantos resultados têm apresentado no favorecimento da saúde mental (Szegedi *et. al.*, 2005; Weiss, 2010; Cunha, 2010; Cunha *et al*, 2007 e 2008). Quer sob a forma de infusão ou sob a forma de suplemento alimentar, os princípios ativos das plantas medicinais podem atuar na diminuição de insónias, diminuição da sintomatologia associada à depressão, diminuição dos problemas de memória e esgotamentos, conseguindo até retardar a progressão de doenças neurodegenerativas como o Alzheimer. O largo intervalo terapêutico, que muitas plantas estudadas até ao momento têm apresentado, oferece grande segurança na sua utilização corrente. Desta forma, plantas com eficácia clínica demonstrada podem ser administradas em segurança mesmo sem um controlo rigoroso da dose dos metabolitos secundários, como acontece numa infusão (vulgo chá).

3.1 Infusões

De facto, a palavra chá, tecnicamente, refere-se à bebida aromática preparada com folhas de *Camellia sinensis* com água a ferver. Registos desde o século 10 AC indicam o uso desta bebida pelo homem, principalmente pelo seu valor medicinal (Deka *et al.*, 2011). A partir da *Camellia sinensis*, e tendo em conta a forma como as folhas são processadas, dois tipos principais de chá podem ser produzidos: o chá verde (não-fermentado) e o chá preto (fermentado). Tanto o chá verde como o chá preto são largamente conhecidos pela sua ação estimulante e pela sua ação antidiarreica (devido à presença de taninos). Hoje podemos encontrar centenas de artigos que foram escritos sobre as possíveis ações farmacológicas das folhas da *Camellia sinensis*. Estas folhas contêm uma grande quantidade de polifenóis (cerca de 30% da substância seca), principalmente flavonóides. E quer os flavonóides absorvidos, quer os seus metabolitos podem exibir uma notável actividade anti-oxidante *in vivo* (Pier-Giorgio, 2000). Suportada por um grande número de estudos experimentais e epidemiológicos, os efeitos benéficos destes compostos fenólicos têm sido propostos na prevenção de diversas patologias que são relacionadas com a idade, como o cancro ou a doenças neurodegenerativas (Scapagnini *et al.*, 2011). Mas não apenas de *Camellia sinnensis* se produzem bebidas medicinais. Do vasto leque de infusões utilizadas em todo o mundo desde há séculos, muitas delas têm sido estudados pela sua capacidade terapêutica. Muitas são de facto utilizadas na medicina tradicional europeia, medicina tradicional chinesa (MTC), medicina indiana (Ayurveda), Africana, da Amazónia, do Tibete, da Nigéria e tem sido demonstrado que podem melhorar a nossa saúde. Alguns exemplos de plantas medicinais utilizadas sob a forma de infusão que claramente atuam no nosso sistema nervoso são: o hipericão (*Hypericum perforatum*), a erva-cidreira (*Melissa officinalis*), a camomila (*Matricaria recutita*), a tília (várias árvores do género *Tília*) e a menta (*Mentha x piperita*).

A infusão de hipericão por exemplo, é indicado para o controlo da depressão moderada (Blumenthal *et al*, 1998). No ano 2000, num estudo duplamento cego com um extrato patenteado desta planta e com a imipramina (outro fármaco de referência nesta área) concluiu-se que o extrato vegetal tem equivalência terapêutica à imipramina em pacientes com depressão moderada (Woelk, 2000). Este e muitos outros estudos posteriores têm permitido que o hipericão seja proposto como uma alternativa às drogas convencionais numa primeira abordagem à terapêutica da depressão (Szegedi *et. al.*, 2005). O maior problema associado à ingestão dos extratos desta planta é a de que os seus metabolitos secundários, e em particular a hiperforina, são ativadores das enzimas do citocromo P450. Por esta razão, muitos contracetivos orais e muitas outras drogas só podem ser utilizadas conjuntamente com os extratos de hipericão quando a toma do extrato for numa dose moderada.

Em contrapartida, a erva-cidreira, por exemplo, não tem interações medicamentosas conhecidas até ao momento e, tal como a camomila são altamente vantajosas para crianças e jovens. Por exemplo, um estudo duplo-cego com um extrato padronizado de erva-cidreira com jovens revela uma diminuição do défice cognitivo com a ingestão de extrato de erva-cidreira (Kennedy *et al*, 2002). A diminuição da função cognitiva é geralmente relacionada com problemas de sono, ansiedade e stresse. O controlo destes problemas pela erva-cidreira está bem documentado e relaciona-se diretamente com o aumento do desempenho cognitivo.

3.2 Suplementação alimentar

Algumas outras plantas altamente vantajosas para o sistema nervoso, e que normalmente são administradas sob a forma de suplemento alimentar (ampolas, comprimidos, cápsulas, etc.) são o lúpulo (*Humulus lupulus*), a valeriana (*Valeriana officinalis*), a passiflora (*Passiflora incarnata*) e a gingko (*Gingko biloba*).

O lúpulo, a valeriana e a passiflora são excelentes indutores do sono (Blumenthal, *et al*, 1998). Podem aindaser utilizadas como infusão, mas a valeriana em particular não se recomenda pelo sabor e cheiro desagradável.

A Ginko (*Gingko biloba*) é uma árvore cujas folhas apresentam propriedades medicinais notáveis. Os extratos destas folhas têm resultados cientificamente comprovados nos casos de falta de irrigação em geral, falta de irrigação cerebral em particular, problemas de memória, concentração, vertigens e zumbidos nos ouvidos. Inclusivamente nos casos de demência, os extratos destas folhas são eficazes e concretamente nos casos de Alzheimer verificou-se um abrandamento da doença (Grunwald *et al.*, 2009).

A combinação das plantas medicinais mencionadas neste trabalho e de muitas outras, em jovens e adultos, permite que cada uma seja tomada em doses relativamente baixas e portanto sem qualquer toxicidade. E as vantagens são a potenciação da eficácia de cada uma delas.

Referências bibliográficas

Agostoni C. (2008). Role of Long-chain Polyunsaturated Fatty Acids in the First Year of Life, *Journal of Pediatric Gastroenterology and Nutrition*, 47, 41-44.

Anish EJ. (2005). Exercise and its effects on the central nervous system, *Curr Sports Med Rep.*, 4(1):18-23.

Antypa N., Does A. V. , Smelt A.H.M., Rogers R.D. (2009). Omega-3 fatty acids (fish-oil) and depression-related cognition in healthy volunteers *J Psychopharmacol*, 23(7):831-40.

Blumenthal M., Buss W.R., Goldberg A., Grunwald J., Hall T. (1998). German Federal Institute for Drugs and Medical Devices. Commission E. The complete German Commission E monographs: therapeutic guide to herbal medicine, Ed. American Botanical Council, Austin, Texas, 21.

Capozzoli U. (2012). O Mundo Fica Redondo, *Scientific American Brasil*, 106:6.

Cunha A. P. (2010). Farmacognosia e Fitoquímica, 3ª ed., Fundação Calouste Gulbenkian.

Cunha A. P., Teixeira F.J., Silva A. P., Roque O. L. R. (2007). Plantas na Terapêutica – Farmacologia e Ensaios Clínicos, Fundação Calouste Gulbenkian.

Cunha A. P., Silva A. P., Roque O.R. (2008). Plantas e Produtos Vegetais em Fitoterapia, 3.ª ed., Fundação Calouste Gulbenkian.

Deka A., Vita J. A. (2011). Tea and cardiovascular disease, Pharmacological Research.

Grunwald J., Janicke C. (2009). A farmácia verde, Everest.

Hibbeln J.R. (2002). Seafood consumption, the DHA content of mothers' milk and prevalence rates of postpartum depression: a cross-national, ecological analysis, *Journal of Affective Disorders*, 69, 15–29.

Holford P., Colson D. (2008). Alimentação ideal para crianças inteligentes, Guia prático para desenvolver a concentração, a memória e a inteligência, Academia do Livro, 2009.

Jazayeri S, Antypa N., Pure EPA as effective as fluoxetine with depressive symptoms *Aust N Z J Psychiatry*, 42(3):192-8.

Jazayeri S. Tehrani-Doost M., Keshavarz S.A., Hosseini M., Djazayery A., Amini H., Jalali M., Peet M. (2008). Comparison of therapeutic effects of omega-3 fatty acid eicosapentaenoic acid and fluoxetine, separately and in combination, in major depressive disorder, *Australian and New Zealand Journal of Psychiatry*.

Jehangir N. D., David E. N., Andrew D. F. (2004). Omega 3 fatty acids and cardiovascular disease—fishing for a natural treatment, *British Medical Journal*, 328:30–5.

Kennedy D.O., Scholey A.B., Tildesley N.T., Perry E.K., Wesnes K.A. (2002). Modulation of mood and cognitive performance following acute administration of Melissa officinalis (lemon balm), *Pharmacol. Biochem. Behav.*, 72(4): 953-964.

Lakhan S.E., Vieira K.F. (2008). Nutritional therapies for mental disorders, *Nutrition Journal*, 7:2.

Lemaitre R.N., King I.B., Mozaffarian D., Kuller L.H., Tracy R.P., Siscovic D.S. (2003). n3 Polyunsaturated fatty acids, fatal ischemic heart disease, and nonfatal myocardial infarction in older adults: the Cardiovascular Health Study *Am J Clin Nutr*, 77:319–25.

Orzeł-Gryglewska J. (2010). Consequences of sleep deprivation, *Int J Occup Med Environ Health*, 23(1):95-114.

Peet M., Eicosapentaenoic acid in the treatment of schizophrenia and depression: rationale and preliminary double-blind clinical trial results, *Prostaglandins, Leukotrienes and Essential Fatty Acids* 69 (2003) 477–485.

Pier-Giorgio P., Flavonoids as antioxidant. *J. Nat. Prod.*, 2000,63, 1035-1042.

Prasad C., Food, mood and health: a neurobiologic outlook, *Braz J Med Biol Res.* 1998, 31(12):1517-27.

Richardson A. J., Montgomery P. (2005). The Oxford-Durham study: a randomized, controlled trial of dietary supplementation with fatty acids in children with developmental coordination disorder, *Pediatrics.*

Rogers P.J. (2008). Formulation with more DHA than EPA fails to improve depressive symptoms, *Br J Nutr,* 99(2):421-31.

Scapagnini G, Sonya V, Nader AG, Calogero C, Zella D, Fabio G. (2011). Modulation of Nrf2/ARE Pathway by Food Polyphenols: A Nutritional Neuroprotective Strategy for Cognitive and Neurodegenerative Disorders, Mol Neurobiol.

Simopoulos A. P., Leaf A., Salem Jr. N. (2000). Workshop Statement on the Essentiality of and Recommended Dietary Intakes for Omega-6 and Omega-3 Fatty Acids, *Prostaglandins, Leukotrienes and Essential Fatty Acids*, 63, 119-121.

Sontrop J., Campbell M. K. (2005). N-3 polyunsaturated fatty acids and depression: A review of the evidence and a methodological critique, *Preventive Medicine*.

Staicu ML, Cuţov M. (2010). Anger and health risk behaviors, *J Med Life*, 3(4):372-5.

Strandvik B., Karlsson T. (2010). EPA supplementation improves teacher rated behaviour and oppositional symptoms in children with ADHD, *Acta Pediatricaa*, 99(10), 1540-1549.

Szegedi A., Kohnen R., Dienel A., Kieser M. (2005). Acute treatment of moderate to severe depression with hypericum extract WS 5570 (St John's wort): randomised controlled double blind non-inferiority trial versus paroxetine, *British Medical Journal*, 330(7494):759.

Weiss V. F. (2010). Manual de Fitoterapia, 11°ed. Guanabara.

Woelk H. (2000). Comparison of St. John's wort and imipramine for treating depression: randomized controlled trial, *B. Med. Journal.*, 321 (7260):536-539.

A Didática do Conhecimento do Mundo percecionada pela investigação (revisão e avaliação) bibliográfica

Susana Cristina Pinto[1]

Palavras-chave

Didática do conhecimento do mundo, área de conhecimento do mundo, educação pré-escolar, currículo, avaliação.

Resumo

O presente artigo retrata a prática pedagógica lecionada em Didática do Conhecimento do Mundo, no âmbito do Mestrado em Educação Pré-Escolar e Ensino do 1.º CEB, numa Escola Superior de Educação do norte de Portugal. Partimos para este estudo, inscrito num paradigma qualitativo de investigação, com o pressuposto de que todas as áreas da educação pré-escolar – Expressão e Comunicação, Formação Pessoal e Social, e Conhecimento do Mundo – constituem formas de Conhecimento do Mundo, pelo que os seus conteúdos se interligam (Ministério da Educação [ME], 1997). Dos referenciais teóricos disponibilizados pelo ME, sobressai uma leitura interpretativa que parece colocar a Expressão e Comunicação num patamar de supremacia relativamente ao Conhecimento do Mundo.

[1] Investigadora CeiED, Universidade Lusófona de Humanidades e Tecnologias, Campo Grande, nº 376, 1749-024 Lisboa (spinto.cristina@gmail.com).

Repare-se que, para esta última, o ME apenas disponibiliza um referencial norteador da dimensão das Ciências, focalizando-se na implementação de experiências nos jardins de infância. Todavia, o ME não contempla suportes teóricos para outros domínios do conhecimento humano, apesar de lhes fazer alusão. Este facto parece reforçar a intencionalidade de colocar as Ciências num plano de centralidade no que concerne à área de Conhecimento do Mundo.

Atendendo, portanto, a que a Didática do Conhecimento do Mundo incide n(um)a finalidade de formação inter / multidisciplinar dos diferentes saberes, aportamos na problemática desta investigação, parecendo-nos que existe um certo hiato entre o currículo preconizado nas "Orientações curriculares para a educação pré-escolar" [OCEPE] (ME, 1997) e os referenciais disponíveis no *site* do ME. Neste enquadramento, a investigação orientou-se pelos principais objetivos: conhecer os projetos de Conhecimento do Mundo desenvolvidos nos centros de estágio e apresentar uma visão crítico-construtiva da área.

O modelo de análise, por nós escolhido, sustenta-se na conceptualização de avaliação como atribuição de um significado / valor entre referente e referido (Pacheco, 1994), (co)relacionando ambos. Este modelo vem, também ele, reforçar a conjuntura paradoxal entre: i) a situação ideal / expectável no seio desta Didática, isto é, a (in)existência de referenciais teóricos norteadores da *práxis*, que constitui o refente da avaliação; ii) a situação existente / concreta, isto é, as competências das estudantes e que constituem o referido.

Um dos principais resultados da investigação aponta para o problema da ausência de referencialização (construção do referente, a partir do qual se avalia o referido), suscitando constrangimentos à *práxis*; contudo, as educadoras foram integrando a área de Conhecimento do Mundo nas suas práticas.

1 Nota introdutória

"The conceptual framework included here is intended to provide instructors with background information. It is not intended as instructional material for children, but as basic supporting information for [...] their teachers. The concepts and information presented here could, however, be presented to the children at an introductory level."[2]

(Davis & Keller, 2009, p. 116)

A investigação que agora se apresenta tem por objeto a Unidade Curricular (UC) Didática do Conhecimento do Mundo, lecionada pela investigadora no ano letivo de 2011-2012, sendo que a Didática se direcionou exclusivamente para a prática pedagógica d(n)a educação préescolar.

Uma vez consultado o dicionário, o termo didática[3] – derivando do grego *didaktiké*, 'arte do ensino' – remete para a arte / ciência de fazer aprender (Enciclopédia e Dicionários Porto Editora, 2012). De acordo com bibliografia consultada, a didática parece colocar-se do lado de conceitos como: "a situação-problema, a resolução de problemas, o obstáculo epistemológico, o conflito sociocognitivo, que visam o curso do aluno" (Arénilla *et al.*, 2001, p. 147).

A par da conceptualização supracitada, surge-nos como base, suporte ou mote de investigação para lecionar a presente didática, a (necessidade de) resolução de situações-problema e obstáculos epistemológicos da

---

[2] O quadro conceptual aqui incluído destina-se a fornecer instruções com informações gerais. Não se destina a material de instrução / informação / didático para as crianças, mas como informação básica de apoio para [...] os seus educadores. Os conceitos e informações aqui apresentados poderiam, no entanto, ser apresentados às crianças a um nível introdutório (Davis & Keller, 2009). Tradução da investigadora.

[3] De acordo com Arénilla, Gossot, Rolland e Roussel (2001, p. 146), há uma certa dificuldade em se distinguir didática de pedagogia, sendo que "a pedagogia seria mais abrangente, ligando-se às relações afectivas na aula, no clima da classe, incluindo nos saberes do [...] professor [...]; a didática seria, ela, mais rigorosa no sentido em que se liga mais a uma disciplina e ao seu ensino".

disciplina. Logo, a principal problemática foca-se na dificuldade, por nós sentida, em reunir um número considerável de referenciais no âmbito da área de Conhecimento do Mundo.

Por conseguinte, realizada uma pesquisa bibliográfica, deparamo-nos com um certo défice de artigos / trabalhos científicos que abordam a área de Conhecimento do Mundo; situação ainda mais problematizada quando consultado, no ano letivo em causa, o Centro de Recursos da Educação Pré-Escolar, da Direcção-Geral de Inovação e Desenvolvimento Curricular [DGIDC] (2012): deste faziam parte vinte e seis obras, das quais apenas um referencial – "Despertar para as Ciências. Actividades dos 3 aos 6" (Martins *et al.*, 2009) – que se destina especificamente à área em estudo. A destacar, todavia, para o caso particular de duas brochuras[4] que, embora, servindo os propósitos da área de Conhecimento do Mundo, não tenham sido pensadas especificamente para os educadores de infância[5]. Estas obras abordam as competências básicas na promoção da saúde, estando esta preconizada na área em análise.

Com base na problemática referenciada, a temática deste artigo propõe-se abordar projetos desenvolvidos na UC Didática do Conhecimento do Mundo, como via de alertar e conscientizar para o hiato existente entre as linhas orientadoras da área de Conhecimento do Mundo, no que diz respeito às ciências sociais, naturais e humanas (ME, 1997; ME & DGIDC, 2010) e a quase inexistência de referenciais teóricos no acervo documental digital da DGIDC (2012), que orientem essas áreas científicas.

Damos, a seguir, conta da metodologia adotada para a presente investigação, alicerçada, por sua vez, no enquadramento teórico, sendo que este último serve também para fundamentar os resultados obtidos, adotando-se assim a triangulação de dados (Denzin, 1989). Por fim, na

---

[4] Os dois referenciais: 1) "Pensar formação" assume-se e intitula-se como um "Projecto formação para animadores. Componente de apoio à família / animação sócio educativa" (ME, 2001); 2) "Pensar formação três", referencial este destinado à "Formação de pessoal não docente. Animadores e auxiliares de acção educativa" (ME, 2003).

[5] Apesar de neste estudo se registar que a totalidade da amostra pertence ao sexo feminino, quando nos referimos à generalidade destes profissionais de educação usamos o termo no masculino.

conclusão confrontamos estes dados com os objetivos delineados no início do projeto.

2 Pressupostos teóricos

"Teachers have important roles when they allow children to construct curriculum and pose interesting questions to investigate and explore."[6]

(Davis & Keller, 2009, p. 31)

2.1 Educação Pré-Escolar: área de Conhecimento do Mundo

A Lei Quadro da Educação Pré-Escolar (Lei n.º 5/97, Capítulo II, Artigo 2, p. 670) estabelece como princípio geral o seguinte:

"A educação pré-escolar é a primeira etapa da educação básica no processo de educação ao longo da Vida, sendo complementar da acção educativa da família, com a qual deve estabelecer estreita cooperação, favorecendo a formação e o desenvolvimento equilibrado da criança, tendo em vista a sua plena inserção na sociedade como ser autónomo, livre e solidário".

A anterior citação conduz-nos na compreensão de que, de facto, a educação pré-escolar é uma pedra basilar e incontornável da integração da criança no mundo e no conhecimento que ela tem deste último. Assim, atende-se aos seus saberes sobre o 'mundo' – tidos em consideração pelos educadores – como o ponto de partida para novos e renovados conhecimentos, atitudes e capacidades que são estimulados por aqueles profissionais de educação, nomeadamente no que concerne à "sensibilização às ciências". Tal sensibilização na educação pré-escolar corresponde já "a um grande rigor científico", isto é, ao método científico, assim como à promoção do "alargamento de saberes básicos necessários

---

[6] Os educadores têm um papel importante quando permitem que as crianças construam o currículo e coloquem questões pertinentes, no sentido da sua investigação e exploração (Davis & Keller, 2009). Tradução da investigadora.

à vida social" e ao aprofundamento de conteúdos curriculares relativos às diversas aprendizagens das ciências naturais e humanas. Com base nos interesses do grupo, o educador tem a responsabilidade de escolher criteriosamente os assuntos a trabalhar, "interrogando-se sobre a sua pertinência, as suas potencialidades educativas e a sua articulação" e mobilização com os domínios pertencentes à Expressão e Comunicação – como a plástica (desenho e/ou registo), a linguagem e a matemática – e com a área de Formação Pessoal e Social, no que concerne "o desenvolvimento de atitudes de relação com os outros, de cuidados consigo próprio, de respeito pelo meio ambiente e pela cultura" (ME, 1997, pp. 80-85).

Neste seguimento, num outro ensaio (Cachapuz, Praia, & Jorge, 2004, p. 363) discute-se "a construção epistemológica da Educação em Ciência como área interdisciplinar que integra, por apropriações e transposições educacionais, campos relevantes do saber, nomeadamente a Filosofia da Ciência, a História da Ciência, a Sociologia da Ciência e a Psicologia Educacional".

As OCEPE (ME, 1997, p. 85) acrescentam que os assuntos devem ser partilhados, negociados e aprofundados entre o grupo nuclear (crianças e adultos), para depois serem desenvolvidos, sistematizados, registados e avaliados, no sentido de espelharem o que importa (re)ter do processo de aprendizagem: "a capacidade de observar, o desejo de experimentar, a curiosidade de saber, a atitude crítica", sendo que estes dois últimos pressupostos constituem um dos objetivos transversais de toda a educação pré-escolar. Em suma, o autor (ME, 1997, p. 79) elucida que:

> "a área do Conhecimento do Mundo enraíza-se na curiosidade natural da criança e no seu desejo de saber e compreender porquê. Curiosidade que é fomentada e alargada na educação pré-escolar através de oportunidades de contactar com novas situações que são simultaneamente ocasiões de descoberta e de exploração do mundo".

Por sua vez, as condições favoráveis para o sucesso escolar, preconizadas nas OCEPE (ME, 1997), evidenciam-se e explicitam-se através das Metas de Aprendizagem (ME & DGIDC, 2010) para a educação pré-escolar –

pelo que são aqui convocadas para fundamentar os projetos da UC. Estas metas são

> "um referencial comum [e] útil aos educadores de infância, para planearem processos, estratégias e modos de progressão de forma a que, ao entrarem para o 1.º ciclo, todas as crianças possam ter realizado as aprendizagens, que são fundamentais para a continuidade do seu percurso educativo".

As Metas de Aprendizagem (ME & DGIDC, 2010) estão, assim, subdivididas em três domínios, a saber: localização no espaço e no tempo, conhecimento do ambiente natural e social e dinamismo das inter-relações natural-social.

2.2 Sensibilização às ciências *versus* outros domínios do conhecimento humano

> "Assim, a ciência surge como eixo integrador que mobiliza e enriquece outras áreas e domínios curriculares."
>
> (Fialho, 2009, p. 6)

A área de Conhecimento do Mundo prevê uma sensibilização às ciências, assim como uma abordagem ao meio próximo e a diferentes domínios do conhecimento humano. Em conformidade, e como as três áreas de conteúdo constituem formas de conhecimento do mundo, os seus conteúdos assumem uma certa relação interativa (ME, 1997).

Na obra "Ciência para crianças" (Williams, Rockwell, & Sherwood, 1995, p. 13-29) pode-se ler: "O facto de falar com as crianças sobre as suas actividades, seja no campo das ciências ou em qualquer outra área, esclarece ou confirma a sua compreensão"[7]. Os autores acrescentam

---

[7] Williams, Rockwell e Sherwood (1995, p. 13) explicam: "Um aspecto importante desta prática consiste em fazer perguntas. Perguntas que obriguem a pensar, venham elas de si ou das crianças, podem fazer muito para alargar o âmbito da experiência normal. Se as crianças estão a meio de uma actividade e pretendem apenas informações, uma resposta directa é o melhor. Noutras alturas, pode obter resultados mais satisfatórios se as ajudar a encontrar elas mesmas a resposta. Pode encaminhá-

que, com base em procedimentos científicos, as crianças ficam com "o sentimento de serem competentes [...]. Este aspecto é importante porque pode ser transferido para outras áreas. Quando uma criança tem a sensação de ser boa a fazer uma coisa, terá confiança para continuar a ser boa a fazer outra coisa qualquer".

Pela própria relevância que as OCEPE (ME, 1997) atribuem à sensibilização das ciências, importa aqui referir a necessidade de valorização da Didática das Ciências (mesmo que esta última não constitua o principal escopo da nossa investigação, mas sim a Didática do Conhecimento do Mundo)

> "como disciplina de carácter investigativo e não meramente com cariz prático e instumentalista, isto é, capaz de possibilitar articulações entre teoria e prática. O reconhecimento do contributo indispensável da investigação didáctica poderá abrir caminho para um maior reconhecimento e aceitação desta disciplina como campo de conhecimento imprescindível [...] Torna-se, pois, urgente que uma nova atitude perante a Didáctica das Ciências (re) nasça e que este já vasto campo do conhecimento seja, cada vez mais, uma ponte entre duas culturas – que têm vivido de costas voltadas – a cultura de investigação e a cultura da acção e, em, particular, que a Didáctica das Ciências nesse seu longo percurso deixe evidentes marcas e tenha incidências ao nível do currículo."
>
> (Cachapuz, Praia, Gil-Pérez, Carrascosa, & Terrades, 2001, pp. 179-180)

Contudo, e relativamente ao facto de a área de Conhecimento do Mundo abarcar as ciências sociais, naturais e humanas, destaque-se um certo grau de superioridade numérica de referenciais teóricos disponibilizados *on-line*[8] pelos órgãos ministeriais, a nível da área de

---

las para determinadas fontes, pessoas ou livros, pôr-lhes perguntas que as façam progredir numa nova direcção, ou sugerir-lhes materiais ou ideias que possam ajudar".

[8] Esta consulta refere-se ao ano de 2012, no site da DGIDC, Centro de Recursos da Educação Pré-Escolar. Todavia, e após consultado o endereço eletrónico da DGIDC – que consta nas referências bibliográficas deste artigo –, no final do ano de 2013, deparámo-nos com a mensagem: "403 – Forbideen. Host name: sitio.dgidc.min-edu.pt". Por conseguinte, procedemos à verificação dos referenciais teóricos disponibilizados online no site da Biblioteca Digital de DGE (ME & DGIDC, 2013) e destinados à educação de infância. Para a pesquisa, usamos palavras-chave relacionadas com a área de conhecimento do mundo, com os diferentes domínios do conhecimento humano – não apenas a sensibilização das ciências – e com os três domínios das Metas de Aprendizagem (ME &

Expressão e Comunicação, em comparação com o Conhecimento do Mundo. Reafirma-se a existência de apenas um referencial norteador da dimensão das Ciências, focalizando-se especificamente na implementação de experiências nos jardins de infância. Todavia, o ME (1997) não disponibiliza(ou) para os educadores de infância suportes teóricos para outros domínios do conhecimento humano, apesar de lhe fazer alusão: história, sociologia, meteorologia, geografia, geologia... Saliente-se que a brochura "Despertar para as Ciências" (Martins *et al.*, 2009, p. 5) – através da realização de experiências – aborda alguns dos domínios nomeados, realçando "as finalidades da educação em ciências de base experimental".

Este facto vem reforçar a ideia e a intencionalidade de colocar as Ciências num plano central e de (sobre)valorização dentro da área de Conhecimento do Mundo.

2.3 Crianças (num mundo de descoberta científica) e aprendizagem

A par das linhas orientadoras do ME (1997, 2010), outro livro de referência desta investigação, "Exploring science and mathematics in a child's world" (Davis e Keller, 2009) – no qual encontramos algumas linhas consentâneas com o ME –, como o próprio título indica, explora o mundo conceptual das crianças e examina como a Matemática e as Ciências promovem contextos de curiosidade, criatividade, descoberta e encanto. Assim, os autores baseiam-se nos seguintes pontos em comum ou pressupostos, para a exploração de cada conceito: parte do mundo imediato da criança; utiliza os interesses e as curiosidades das crianças; incentiva o questionamento; apoia o desenvolvimento de capacidades em

---

DGIDC, 2010) da área em causa, tais como: jardim de infância, educação pré-escolar, educador, crianças, crianças em idade pré-escolar, 3 anos, 5 anos, história, sociologia, meteorologia, geografia, geologia, física, química, biologia, educação ambiental, educação para a saúde, saúde, espaço, tempo, ambiente natural e social, inter-relações natural-social. Para além de verificarmos que a situação descrita no corpus deste ensaio se mantém, sobressaindo a supremacia de obras ou brochuras direcionadas à área de Expressão e Comunicação, verificámos ainda a existência de diversas obras destinadas ao ensino experimental das ciências para o 1.º ciclo.

Matemática e em Ciências; incorpora a literatura para crianças; utiliza materiais básicos comuns; fundada com base num ambiente seguro.

Sendo que a criança percebe o mundo, ela experimenta muitas realidades significativas e de interesse. E, é através destas experiências que o seu mundo começa a fazer sentido, construindo assim conhecimentos conceptuais (Davis & Keller, 2009).

Por conseguinte, quanto mais experiências de qualidade forem proporcionadas às crianças, mais vasto será o seu conhecimento sobre tudo o que as rodeia, visto que

> "num mundo repleto pelos produtos da indagação científica, a alfabetização científica converteu-se numa necessidade para todos: todos necessitamos utilizar a informação científica para realizar opções que se nos deparam a cada dia; todos necessitamos ser capazes de participar em discussões públicas sobre assuntos importantes que se relacionam com a Ciência e com a Tecnologia; e todos merecemos compartilhar a emoção e a realização pessoal que pode produzir a compreensão do mundo natural".
>
> (Cachapuz, Gil-Perez, Carvalho, Praia, & Vilches, 2005, p. 20).

Em consonância, e após termos realizado uma revisão da literatura, podemos acrescentar que Dewey (1971) entende a educação como uma 'reconstrução contínua de experiências', com especial enfoque no desejo e no querer do indivíduo, uma vez que "a mente humana não aprende no vácuo" (Paraskeva, 2005, p. 15), isto é, a aprendizagem pressupõe uma relação entre a experiência anterior do indivíduo e as suas atuais necessidades. Dai, Dewey (1971) advoga a indispensabilidade de 'aprender fazendo', ou seja, na verdadeira aceção da palavra, a aprendizagem não corresponde a aprender factos, mas antes, os significados desses factos ou acontecimentos.

Em sintonia, Fialho (2009, p. 6) acrescenta:

> "as crianças aprendem sobretudo pela acção [...]: aprendem fazendo e aprendem pensando sobre o que fazem[9]. O ensino das ciências, enquanto

---

[9] Destacado no original.

desenvolvimento de capacidade ao nível dos processos científicos, promove uma aprendizagem centrada na acção e na reflexão sobre a própria acção".

Assim, outros autores corroboram o aludido, como Portugal e Laevers (2010, p. 14), ao registarem que considerar a experiência interna da criança, significa dar ênfase à atitude experiencial, que é a atitude atenta às experiências vividas da criança e que constitui a base de "um edifício pedagógico, organizado em torno de conceitos que se constituem como pontos de referência na ação do educador". Os últimos autores explicam, assim, que a existência / promoção de experiências ricas e diversificadas que apoiam a construção do conhecimento, raciocínio e compreensão da criança são fulcrais para o desenvolvimento do seu pensamento. Estas experiências concretas vão, gradualmente, dando lugar a atividades mais abstratas. O procedimento é importante quer ao nível da relação com a Matemática, quer com o desenvolvimento da compreensão do mundo, desta feita munindo as crianças com atividades e experiências de descoberta do mesmo, que favoreçam o desenvolvimento conceptual.

Entretanto, segundo Davis e Keller (2009), a única realidade que as crianças conhecem do mundo é através dos cinco sentidos, que são um instrumento de aprendizagem, pois questionam sobre o que veem, tocam, ouvem, cheiram e saboreiam.

É, então, importante que as crianças vivifiquem interações pessoais positivas e perceções com as quais possam interagir. À semelhança, Wittmer e Petersen (2010, p. 160) destacam o seguinte:

"infants and toddlers have the capacity to learn to enjoy peers, to play and communicate, to become prosocial, to become friends who enjoy each other's company, and negotiate conflicts with peers. They became increasingly skilled over the 3 years of life with parents and teachers who use sensitive, responsive strategies to promote these capacities and children's development"[10].

---

[10] Crianças e lactentes têm a capacidade de aprender a gostar dos pares, através do jogo e da comunicação, para se tornarem pró-sociais e para se tornarem amigos que apreciam a companhia uns dos outros, assim como conseguem negociar conflitos com os pares. Elas adquirem cada vez mais habilidades ao longo dos 3 anos de vida com pais e educadores que utilizam: sensibilidade, estratégias

À medida que as crianças continuam a experimentar / experienciar o mundo, elas são continuamente invadidas pela curiosidade, pelo fascínio e pela surpresa, sendo que Davis e Keller (2009) defendem que as crianças são naturalmente curiosas e estão continuamente engajadas na exploração e no jogo. Ficam, portanto, intrigadas pelo fenómeno de causa e efeito, o qual se refere à relação entre a ação e o seu resultado. Assim, estes últimos autores (Davis & Keller, 2009, p. 4) vão ao encontro das OCEPE (ME, 1997) e das Metas de Aprendizagem (ME & DGIDC, 2010) quando explicam que o alargamento dos saberes sociais decorre das experiências das (e para as) crianças, acrescentando:

> "Observation becomes the tool for understanding relationships [...] The experiences are examples of how a young child builds memory of the impressions and experiences in life. Cause-and-effect relationships are social too. [...] Social contexts are also filled with numerous cause and effect occurrences. As children interact with others, they quickly learn"[11].

O brincar / jogo dá-lhes uma sensação de controlo e permite-lhes prever e antecipar acontecimentos, aprendendo assim que podem manipular o seu mundo. A missão do educador é ajudar estas crianças na utilização dos sentidos e das capacidades de observação, num ambiente fomentador que conduzirá a conhecimentos / pensamentos, de entre os quais matemáticos e científicos.

Ainda no que se refere à aprendizagem das crianças, note-se que relativamente à (necessidade da) emergência da linguagem para suportar aprendizagens científicas, Davis e Keller (2009, p. 4) argumentam que aprender a relacionar a linguagem e as experiências é importante para desenvolver o raciocínio lógico-matemático e o pensamento científico

---

responsivas para promover tais capacidades e o desenvolvimento d(n)as crianças (Wittmer & Petersen, 2010). Tradução da investigadora.

[11] A observação torna-se a ferramenta para compreender as relações. As experiências são exemplos de como uma criança constrói memórias das impressões e das experiências da vida. As relações de causa e efeito são sociais também. De igual forma, os contextos sociais estão preenchidos por numerosas ocorrências de causa e efeito. Como as crianças interagem com outros, rapidamente aprendem (Davis & Keller, 2009). Tradução da investigadora.

e, simultaneamente, requer interpretações, compreensões e significados. Neste sentido, Fialho (2009, p. 8) no seu estudo infere que

"as actividades científicas realizadas no jardim de infância constituem um contexto privilegiado para a utilização de diversos procedimentos e capacidades (observar, registar, medir, comparar, contar, descrever, interpretar) que não são exclusivas da ciência, existindo, por isso, uma forte conexão com outras áreas curriculares, nomeadamente com a matemática e com a língua materna".

Por seu turno, outros autores (Davis e Keller, 2009) entendem o pensamento como forma de aprendizagem. Estabelecer uma relação de causa e efeito é, então, uma operação básica do pensamento. A observação, a imaginação, a resolução de problemas e a recolha e organização de dados[12] são pensamentos específicos e operações de raciocínio que são básicas para o desenvolvimento das crianças.

Davis e Keller (2009, pp. 29-30) explicam, assim:

"The National Science Education Standards (NRC, 1996) explains that 'inquiry' ... includes the 'process of science' and requires that students combine processes and scientific knowledge as they use scientific reasoning and critical thinking to develop their understanding of science' (p. 105)"[13].

Autores relevantes no âmbito (da investigação) do ensino das Ciências (Cachapuz et al., 2005) defendem que para uma renovação do ensino de Ciências[14], é necessária não só uma renovação epistemológica

---

[12] Davis e Keller (2009) defendem e definem o seguinte: a observação é a habilidade de usar os cinco sentidos para assimilar as informações, organizá-las e responder a elas; a imaginação é formar ideias sobre algo que não existe, sonhar com ideias que nunca ocorreram; a resolução de problemas é definida como 'o que se faz quando não se sabe o que fazer', passando pelo processo de: 1- definir o problema; 2- desenvolver o procedimento para resolver o problema; 3- conduzir o processo; 4- tirar conclusões; a recolha e a organização de dados são capacidades cognitivas básicas que se relacionam diretamente com a resolução de problemas.

[13] National Science Education Standards (NRC, 1996) explica que 'questionar'... inclui o 'processo da ciência' e requer que os alunos combinem processos e conhecimento científico à medida que eles usam o raciocínio científico e o pensamento crítico para desenvolver a sua compreensão da ciência' (Davis & Keller, 2009). Tradução da investigadora.

[14] "Dado que o modo como se ensina as Ciências tem a ver com o modo como se concebe a Ciência que se ensina, e o modo como se pensa que o Outro aprende o que se ensina (bem mais do que o domínio de métodos e técnicas de ensino), torna-se pertinente aprofundar aspectos tendo em vista a

dos educadores / professores, mas que essa se faça acompanhar por uma renovação didático-metodológica de suas atividades / aulas. Já não se trata apenas de uma questão de tomada de consciência e de discussões epistemológicas, abrange também um novo posicionamento do educador / professor perante as suas turmas (para que os estudantes sintam uma sólida coerência entre o falar – teoria – e o fazer – prática –).

É igualmente importante, para Davis e Keller (2009), a criação de um ambiente que suporte o desenvolvimento das crianças. Diversos estudos (Zabalza, 1998; Mallaguzzi; 1997; Oliveira-Formosinho, 2007, entre outros) indicam que existe uma grande relevância do ambiente educativo, concretamente do espaço, no progresso das aprendizagens das crianças, devendo os educadores valorizar aquele. É também pela interação criança e espaço que se dão as aprendizagens e consequentemente o profícuo desenvolvimento aos níveis cognitivo, social e físico. O espaço é um fator educativo, no seu aspeto funcional e envolvente: o ambiente deve ser como uma espécie de aquário que reflete as ideias, as atitudes e as culturas das pessoas que nele vivem. O espaço é, assim, um terceiro educador (Malaguzzi, 1997). Isto é, o espaço educativo deve ser um local útil, seguro, agradável e acolhedor para as crianças poderem interagir, dando-se relevo à harmonia e beleza estética, ao mesmo tempo que se respeitam os seus níveis de desenvolvimento. O espaço facilita também a exploração e a aprendizagem cooperativa, proporcionando às crianças oportunidades de escolha e incentivando-as na tomada de decisões e de resolução de problemas.

---

formação epistemológica dos professores bem como aspectos relativos à concepção de aprendizagem. É da nossa experiência como formadores de professores e como investigadores que tais vertentes da formação são tradicionalmente obstáculos para o entendimento de Ciência, de Educação em Ciência e de ensino das Ciências que aqui se defenderam. Sem a pretensão de definir uma agenda, refiram-se […] pontos críticos cuja alteração é necessária na Ciência escolar que temos: • ensino das Ciências que começa demasiado tarde e termina demasiado cedo, não se inserindo numa perspectiva de aprendizagem ao longo da vida" (Cachapuz, Praia, & Jorge, 2004, p. 378).

2.4 Avaliação: ausência de referencialização

O modelo de análise aqui adotado sustenta-se na conceptualização de avaliação que compara o refente e o referido (Pacheco, 1994), seguindo-o como linha de análise e de problematização.

A sustentar / corroborar a análise, assiste-nos a conceptualização de avaliação, que serve os propósitos da atual investigação, como sendo uma tomada de decisão (Stufflebeam & Skinfield, 1987; Ollagnier, 2006) e/ou um juízo de valor (Pacheco, 1994), pois "implica a atribuição de um significado, de um valor entre um referido e um referente" (Pacheco, 1994, p. 67). Isto porque, um referente pode ser concebido como um modelo ideal (Hadji, 1994; Pacheco & Flores, 1999) e diz respeito a expetativas, intenções ou a projetos; é portanto uma grelha de leitura que permite tomar posição face a uma determinada realidade (Hadji, 1994). Por sua vez, um referido é um conjunto de observáveis, através dos quais uma realidade é captada, refere-se aos dados que são da ordem do facto em si e dizem respeito ao objeto real a avaliar (Hadji, 1994, p. 32). É também "o que é constatado, o que serve para ajuizar sobre um desempenho" (Pacheco & Flores, 1999, p. 178). Por conseguinte, o referente neste estudo constitui-se pelos referenciais teóricos existentes, enquanto o referido cinge-se às competências das estudantes.

Enquanto docentes de Didática do Conhecimento do Mundo do referenciado Mestrado – UC direcionada à prática pedagógica de educadores de infância – entendemos (e transmitimos às estudantes) o ato de autoavaliar como o fruto de uma aprendizagem, que integra a avaliação de si e para si, ou seja, autoavaliar é construir a identidade, compreender-se a partir do seu interior (Roullier, 2008).

Após consultada diversa legislação, assim como estudos no âmbito da avaliação em educação de infância, não há dúvidas de que a avaliação formativa é a modalidade de avaliação privilegiada nos documentos legais / normativos:

"A avaliação na Educação Pré-Escolar assume uma dimensão marcadamente formativa, desenvolvendo-se num processo contínuo e interpretativo que procura tornar a criança protagonista da sua aprendizagem, de modo a que vá tomando consciência do que já conseguiu, das dificuldades que vai tendo e como as vai ultrapassando" (Circular n.º 4/ DGIDC/DSDC/2011, p. 1).

Mobilizamos e conceptualizamos, por conseguinte, nestas práticas pedagógicas a avaliação formativa como uma forma de regulação (Allal, 1986; De Ketele, 1993; Alves, 2004) no interior de um sistema de educação ou formação (Allal, 1986; De Ketele, 1993), o qual visava corrigir o funcionamento do sistema para o melhorar (De Ketele & Roegiers, 1999) e/ou facilitar a aprendizagem (Pacheco, 1994), destinando-se a rever os procedimentos praticados durante o processo (Hadji, 1994; De Ketele & Roegiers, 1999).

A centralidade atribuída, assim, à avaliação – avaliação esta perspetivada como "monitorização dos processos das aprendizagens efectuadas pelas crianças" (Circular n.º 4/DGIDC/DSDC/2011, p. 2) –, influi(u) a prática pedagógica da professora e das estudantes estagiárias.

3 Problemática e objetivos do estudo

Atendendo a que a Didática do Conhecimento do Mundo incide n(um) a finalidade de formação inter / multidisciplinar de diferentes saberes que os estudantes se confrontam, aportamos na problemática desta investigação, contextualizada pela justificação da investigação face ao atual estado da arte, parecendo existir um certo hiato / lacuna entre o que preconizam as OCEPE (ME, 1997) na área em estudo e os referenciais existentes / disponíveis, neste caso apenas para o domínio das Ciências, e/ou inexistente (ou quase) e que se referem aos restantes domínios supramencionados.

Neste enquadramento, o presente estudo orienta-se para / pelos seguintes objetivos: i) perceber se nos centros de estágio se desenvolvem projetos e/ou atividades na área de Conhecimento do Mundo; ii) conhecer os dispositivos / materiais que se implementam (ou não) para promover a área; iii) apresentar uma visão crítico-construtiva da área de Conhecimento do Mundo; iv) avaliar o item natureza / ciência de acordo com a ECERS-R.

4 Opções metodológicas e caracterização dos participantes

Embora este estudo apresente dados quantificáveis e médias aritméticas, ressalve-se o nosso enfoque pela natureza descritiva e interpretativa dos seus dados, enquadrando-o predominantemente num paradigma qualitativo da investigação (Van der Maren, 1996).

O estudo de caso constitui, nesta investigação, a estratégia metodológica mais adequada (Bell, 1997), pois trata-se de aprofundar o conhecimento sobre organizações específicas (Bogdan & Biklen, 1994), os centros (n=10) onde estagiaram as estudantes (n=14) na valência de jardim de infância, orientadas pelas educadoras de infância (n=13); cujos elementos permitiram ilustrar as práticas neles implementadas ao nível da área de Conhecimento do Mundo.

Por seu turno, a turma da UC em estudo, no ano letivo de 2011/2012, constituía-se por catorze estudantes do género feminino.

Por conseguinte, foram aplicados / tratados catorze inquéritos por questionário, representando assim a amostragem das catorze estudantes que estavam distribuídas pelos dez centros de estágio, sendo que cada estudante estagiava sozinha numa sala de atividades, à exceção de duas delas que estagiavam juntas na mesma sala. À semelhança das estagiárias, também as treze educadoras de infância desta investigação pertenciam ao género feminino, pelo que adotámos os substantivos no feminino, por representarem a totalidade da amostra e a realidade dos centros de estágio em estudo. Estes centros de estágio detinham um protocolo com a instituição de formação das estudantes.

O presente projeto consubstancia-se na aplicação do questionário pelas estudantes, preferencialmente em conjunto com as educadoras, recolhendo assim dados mais abrangentes da realidade educativa, numa visão crítico-construtiva. O inquérito por questionário é composto por dez perguntas, com as seguintes categorias (Albarello, 1997): cinco questões fechadas (n.º 1, 3, 7, 8 e 9), quatro questões abertas (n.º 4, 5, 6, 10) e uma questão semiaberta (n.º 2). As mesmas questões deram origem à seguinte categorização: categoria (in)existência da área de Conhecimento do Mundo; categoria *design* da área de Conhecimento do Mundo; categoria projetos desenvolvidos na área de Conhecimento do Mundo; categoria outros projetos desenvolvidos; categoria participação das crianças e partilha(s); categoria dispositivos utilizados; categoria conceptualização da área de Conhecimento do Mundo; categoria nível de interesse na área; categoria avaliação do item natureza / ciências segundo a ECERS-R; categoria visão crítico-construtiva da área de Conhecimento do Mundo.

Foi, então, realizada uma investigação, tipo estudo(s) de caso, nos dez centros de estágio das estudantes, situados em Braga (n=1), Fafe (n=4) e Guimarães (n=5), nos quais foi aplicado o inquérito por questionário[15], como principal instrumento / método de recolha de dados, sendo que a Escala de Avaliação do Ambiente em Educação de Infância, ECERS-RV[16] (Harms, Clifford, & Cryer, 2008) foi um dos métodos complementares. Esta última é uma escala de avaliação da qualidade do ambiente educativo, cujos níveis de qualidade dos programas nela descritos baseiam-se em boas práticas e em investigação, que relaciona estas práticas com os resultados das crianças. Na presente investigação, analisamos, o item "25. Natureza/ciência" (Harms, Clifford, & Cryer, 2008, p. 40) da subescala Atividades.

---

[15] O inquérito por questionário surgiu-nos como apropriado, na medida em "que se presta bem a uma utilização pedagógica pelo carácter muito preciso e formal da sua construção e da sua aplicação prática". O mesmo "consiste em colocar a um conjunto de inquiridos [...] uma série de perguntas relativas à sua situação social, profissional [...], às suas opiniões, às suas expectativas, ao seu nível de conhecimento ou de consciência de um acontecimento ou de um problema" (Quivy & Campenhoudt, 2003, pp. 186-187).

[16] A ECERS-R (Harms, Clifford, & Cryer, 2008) é composta por sete subescalas, a saber: Espaço e Mobiliário; Rotinas e Cuidados Pessoais; Linguagem-Raciocínio; Atividades; Interação; Estrutura do Programa; Pais e Pessoal. Inclui, também, vários itens, em que cada um é expresso numa escala de 7 pontos, com os seguintes descritores: 1 (inadequado), 3 (mínimo), 5 (bom) e 7 (excelente).

De seguida, caracterizam-se os intervenientes na atual investigação, começando-se pelas estagiárias que denominamos: E1 a E14. Por sua vez, no que concerne às instituições ou centros de estágio, identificamos a sua localização, sem esquecer o número de salas avaliadas e o número de estudantes que estagiavam nessas mesmas salas. Quanto ao tipo de instituição, regista-se o seguinte: duas são instituições particulares (E12; numa mesma instituição estagiaram quatro alunas: E2; E6; E7 e E8); três são públicas (E3, E13; duas alunas estagiaram numa mesma sala: E10 e E11); cinco são Instituições Particulares de Solidariedade Social (IPSS) – E1, E4, E5, E9 e E14 –, conforme a tabela 1.

Tabela 1. Caracterização dos intervenientes no estudo

Intervenientes	N.º estudantes por sala	N.º salas avaliadas	Tipo de instituição	Localidade
E1	1	1	IPSS	Guimarães
E2	1	4	Particular	Guimarães
E3	1	1	Pública	Fafe
E4	1	1	IPSS	Fafe
E5	1	1	IPSS	Braga
E6	1	4	Particular	Guimarães
E7	1	4	Particular	Guimarães
E8	1	4	Particular	Guimarães
E9	1	1	IPSS	Fafe
E10	2	1	Pública	Fafe
E11	2	1	Pública	Fafe
E12	1	1	Particular	Guimarães
E13	1	1	Pública	Guimarães
E14	1	1	IPSS	Guimarães

Suportando-nos nos elementos supra apresentados, passamos a analisar e a discutir os resultados obtidos na presente investigação.

5 Análise e discussão de resultados

Com base no inquérito por questionário, analisamos as respostas do mesmo, podendo inferir os resultados que a seguir se apresentam; passando-se a analisar as questões por ordem de apresentação no próprio questionário, isto é, começando pela primeira questão (que se fez corresponder ao número 1) até à última (o número 10), atribuindo-lhes, respetivamente, as seguintes categorias:

5.1 Categoria (in)existência da área de Conhecimento do Mundo

Numa primeira questão, questionamos se na sala de atividades de cada estagiária existia uma área específica para desenvolver projetos / atividades na área de Conhecimento do Mundo, ao que dez dos respondentes afirmaram que esse espaço não existia, ao contrário do que se observava nas restantes quatro salas (E1 a E4).

5.2 Categoria *design* da área de Conhecimento do Mundo

Já na pergunta seguinte, com três alíneas, e destinadas apenas aos casos em que tinham respondido afirmativamente à primeira questão, infere-se que todas as nomenclaturas / denominações escolhidas para o espaço se relacionam diretamente com a área em estudo, tendo o nome surgido, em alguns casos, pela voz das próprias crianças: "Área de aprender (da pesquisa)" (E1); "Área das ciências" (E2); "Área das tecnologias" (E3); "Canto do projeto" (E4), sendo que este último ainda se encontrava em construção. Dois dos inquiridos (E3 e E4) referiram que a área em questão surgiu do interesse da educadora de infância, enquanto o participante E2 afirmou que a mesma surgiu primeiramente do interesse das crianças e só depois do interesse dos adultos e, por fim, o entrevistado E1 defendeu que a área de Conhecimento do Mundo surgiu a partir do interesse de ambos, educadora e crianças.

Desta vez, os mesmos inquiridos (salas portadoras de um espaço físico destinado ao desenvolvimento de atividades da área de Conhecimento do Mundo) responderam sobre que tipos de materiais[17] continham essa(s) área(s) – sendo que o trabalho pedagógico dos intervenientes E1 a E4 pressupunha as aprendizagens que os grupos de crianças poderiam adquirir ao manipular tais objetos, em corroboração com as Metas de Aprendizagem da área de Conhecimento do Mundo (ME & DGIDC, 2010) –, a saber: materiais de desperdício; materiais de manipulação (enciclopédias, lupas, globo, jogos) e conteúdos para as experiências (ecopontos, realizados pelas crianças com a ajuda das estagiárias).

Acresce ainda que, segundo Davis e Keller (2009, p. 32), o ambiente da sala de atividades deve possuir amplos materiais para exploração, como puzzles, blocos, rampas, brinquedos, livros, arte e objetos da natureza. Estes materiais ajudam as crianças na representação das suas ideais e teorias sobre o mundo através de investigações individuais e coletivas, explorações, expressões e brincadeiras. Por outro lado, as salas devem estar equipadas com materiais e brinquedos que maximizem abordagens para a resolução de problemas[18].

Por fim, em resposta à regularidade com que era usada a área, três entrevistados referiram que utilizavam a área de Conhecimento do Mundo várias vezes por dia e o entrevistado E2 reportou-se a uma utilização semanal. Como escopo da segunda questão, e na senda de fornecer os meios concretos para envolver as crianças na investigação sobre o mundo natural, Davis e Keller (2009, p. 5) defendem que a sala de atividades deve ser o local que os educadores usam para facilitar o processo de ensino-aprendizagem, através dos materiais, estratégias e atividades usados, fazendo daquele um lugar autêntico, interessante, estimulante e equiparada à realidade da criança:

---

[17] "Domínio: Conhecimento do Ambiente Natural e Social [...] Meta Final 14) No final da educação pré-escolar, a criança classifica materiais por grandes grupos (exemplos: metais, plásticos, papéis...) relacionando as suas propriedades com a função de uso dos objectos feitos a partir deles" (ME & DGIDC, 2010).
[18] "Multirepresentational explorations contribute to the processes of problem solving, theory building, and explorations, as well as to the development of reasoning and logic. As children test their ideas with a variety of materials, they are able to consolidate their understanding. Communicating and sharing their discoveries is a natural part of this type of classroom culture" (Davis & Keller, 2009, p. 32).

"The classroom must be as authentic and exciting as possible. This place and its surrounding environment is part of the child's real world. It should include interesting materials and experiences that activate all five of the child's senses and provide things that capture interest and curiosity. It is the process of exploration and play that not only is quite enjoyable but also sparks discovery. It is through these processes that children are able to learn about learning"[19].

5.3 Categoria projetos desenvolvidos na área de Conhecimento do Mundo

Com o intuito de conhecer as "temáticas", ou as principais linhas orientadoras dos projetos e/ou atividades desenvolvidos ao longo do estágio curricular na área do Conhecimento do Mundo, solicitamos, na terceira questão, que se numerassem de 1 a 5 (1 representa a temática mais trabalhada, enquanto 5 identifica a menos abordada), os seguintes temas, sendo que todos os temas nomeados no inquérito por questionário receberam inscrição.

Pela análise de conteúdo aos catorze questionários – fundamentando com as metas finais (ME & DGIDC, 2010) –, as "Estações do ano"[20] surgem como a temática de eleição, na medida em que registam doze respostas, sendo que estas foram sempre registadas entre as três primeiras escolhas; ao contrário da temática que nos surge como a segunda opção "Saúde / alimentação saudável"[21], na qual se registam onze inscrições, embora estas não tenham reunido o consenso de opiniões, na medida em que os registos variam entre a temática mais trabalhada e a menos

---

[19] A sala de atividades deve ser, tanto quanto possível, autêntica e estimulante. Este lugar e o ambiente envolvente fazem parte do mundo real da criança. Ela deve incluir materiais interessantes e experiências que estimulem os cinco sentidos da criança e forneçam materiais que captem o seu interesse e curiosidade. É o processo de explorar e jogar / brincar, que não só é assaz agradável, mas também incentiva a descoberta. É através desses processos que as crianças são capazes de aprender sobre a aprendizagem (Davis & Keller, 2009). Tradução da investigadora.

[20] "Domínio: Dinamismo das Inter-Relações Natural-Social [...] Meta Final 34) No final da educação pré-escolar, a criança identifica sequências de ciclos de vida de diferentes fenómenos que estão relacionados com a sua vida diária (exemplos: a noite e o dia, as estações do ano, os estados do tempo, com a forma de vestir, com as actividades a realizar) (ME & DGIDC, 2010).

[21] "Domínio: Dinamismo das Inter-Relações Natural-Social [...] Meta Final 35) No final da educação pré-escolar, a criança usa e justifica algumas razões de práticas de higiene corporal, alimentar, saúde e segurança (ME & DGIDC, 2010).

trabalhada. Gonçalves, Catrib, Vieira e Vieira (2008), num ensaio sobre a promoção da saúde na educação de infância, defendem o papel central dos educadores na implementação de atividades planificadas, intencionais, atuais e promotoras de saúde; pois aqueles profissionais influenciam diretamente o comportamento das crianças no presente e no futuro. Contudo, os autores concluem pela necessidade da realização de um trabalho sistemático de formação com educadores e profissionais de saúde, para que se compreenda a importância da efetivação de uma prática interligada e atual da educação em saúde, nos diversos âmbitos de atuação da escola.

Em terceiro lugar, surgem os "Animais", com oito inscrições, embora com registos que variam entre o 1 e o 5, à semelhança da temática anterior. São duas as metas (ME & DGIDC, 2010) que se referem especificamente à abordagem da vida animal dentro do domínio do conhecimento do ambiente natural e social, supondo que ao transitar para o 1.º ciclo a criança:

> "Meta Final 23) [...] verifica que os animais apresentam características próprias e únicas e podem ser agrupados segundo diferentes critérios [...].
> Meta Final 24) [...] identifica as diferentes partes constituintes de vários tipos de animais e reconhece alguns aspectos das suas características físicas e modos de vida".

Em quarto lugar, com seis registos – também eles não tendendo para a homogeneidade de opiniões, oscilando numa linha que vai do mais para o menos nomeado – encontramos quatro temáticas, a saber: "Plantas"; "Higiene"; "Reciclagem" e "Separação de lixo". De destacar que tanto a reciclagem como a separação do lixo foram abordadas por três estagiárias, tendo sido esses os projetos escolhidos para desenvolver durante os seus estágios em educação pré-escolar e dinamizados conjuntamente. Um dos principais objetivos das práticas pedagógicas dos intervenientes E1, E4 e E12 foi, segundo os seus registos, o constante da Meta Final 32 relativa ao domínio dinamismo das inter-relações natural-social, a saber: *"No final da educação pré-escolar, a criança descreve a importância da separação dos resíduos sólidos domésticos, identificando os materiais a colocar em cada um dos ecopontos"* (ME & DGIDC, 2010). Em corroboração, no dizer de Valle (1995), o ato de reciclar significa (re)fazer o ciclo, isto é, (re) utilizar sob a forma de matéria prima os materiais que não se degradam facilmente. A reciclagem aparece, assim, como uma das soluções mais viáveis a nível ecológico para a resolução de problemas prementes do lixo. Este lixo, uma vez nas mãos das crianças, pode adquirir outro valor, ao ser manipulado com imaginação, própria da infância.

Em quinto lugar surgem as temáticas – e a correspondência com as metas (ME & DGIDC, 2010), nos domínios dinamismo das inter-relações natural-social e conhecimento do ambiente natural e social, respetivamente – "Meio ambiente"[22] e "Corpo humano"[23], ambas com cinco respostas, que oscilam entre o mais e o menos abordado em sala de jardim de infância. A temática "Horta" regista quatro inscrições, que espelham praticamente os últimos lugares das escolhas, enquanto o "Clima" é registado entre os três temas mais abordados também por três respondentes, a "Germinação" aparece como o segundo tema nomeado por dois respondentes e, por fim, o "Ciclo da água" regista uma única inscrição, estando esta no último lugar das escolhas do entrevistado E9. Consideramos que, de certa forma, as últimas quatro temáticas se encontram representadas no domínio conhecimento do ambiente natural e social, mais concretamente na *"Meta Final 11) No final da educação pré-escolar, a criança identifica elementos do ambiente natural (exemplos: estados de tempo, rochas, acidentes orográficos, linhas de água, flora…) […] de um lugar"* (ME & DGIDC, 2010). Ainda relativamente à importância de se abordar com as crianças o ciclo da água, Davis e Keller (2009) explicam-no, de forma simples e científica[24].

---

[22] "Meta Final 33) No final da educação pré-escolar, a criança manifesta comportamentos de preocupação com a conservação da natureza e respeito pelo ambiente, indicando algumas práticas adequadas" (ME & DGIDC, 2010).

[23] "Meta Final 18) No final da educação pré-escolar, a criança identifica, designa e localiza correctamente diferentes partes externas do corpo, e reconhece a sua identidade sexual" (ME & DGIDC, 2010).

[24] Uma versão simples do ciclo da água […] demonstra o processo que transporta a água ao redor da Terra. Porque é 'ciclo', não há nenhum ponto inicial ou final. A água acumula-se nos oceanos. A água

5.4 Categoria outros projetos desenvolvidos

Para além das atividades e/ou projetos analisados na questão anterior, solicitamos exemplos de outras atividades desenvolvidas na área de Conhecimento do Mundo, obtendo respostas bastante diversificadas, como de seguida se demonstra:

1. a exploração do sistema solar (com a constituição deste a partir de balões, relatado por E6), dos planetas e do mapa-mundo (continentes) constituíram-se momentos de aprendizagens significativas e de "experiências valiosas" (Davis & Keller, 2009, p. 124), as quais concorreram para desenvolver a localização do espaço e do tempo como uma aprendizagem a atingir no término da educação pré-escolar, em que "*a criança reconhece diferentes formas de representação da Terra e identifica, nas mesmas, alguns lugares*" (ME & DGIDC, 2010);

2. as pesquisas realizadas no computador, usadas para diversificados fins, como investigar a vida das tartarugas e pesquisar sobre o Dia da bruxas (ambas realizadas pelo interveniente E3), e a deslocação do grupo até à sala de computadores (E7);

3. "Guimarães-Cidade Berço" era o projeto de um dos centros de estágio (E12) – na medida em que Guimarães era a Capital Europeia da Cultura 2012 – e a partir do qual foram planeadas várias atividades (visitas a monumentos, etc.) para as crianças contatarem com o património cultural local e histórico, trabalhando-se assim em prol de outros domínios do conhecimento humano, como a História (ME, 1997). Ao mesmo tempo, concorreu para o cumprimento e o alcance dos propósitos das Metas de Aprendizagem (ME & DGIDC, 2010), em dois domínios:

> "Localização no Espaço e no Tempo [...] a criança identifica algumas diferenças e semelhanças entre os meios diversos e ao longo de tempos diferentes (exemplos: diferenças e semelhanças no vestuário e na habitação

---

à superfície dos oceanos evapora-se e torna-se parte da atmosfera. À medida que o ar na atmosfera arrefece, o vapor de água condensa, formando precipitação em forma de chuva, neve ou gelo. A precipitação volta a cair na superfície da terra. Essa água pode-se infiltrar no solo, ou pode correr em lagos ou riachos. Eventualmente, este escoamento flui de volta para os oceanos, completando o ciclo da água (Davis & Keller, 2009). Tradução da investigadora.

em aldeias e cidades actuais, ou na actualidade e na época dos castelos, príncipes e princesas)"

e

"Conhecimento do Ambiente Natural e Social", em que a "criança identifica informações sobre o passado expressas em linguagens diversas (exemplos: testemunhos orais, [...] imagens, objetos, edifícios antigos, estátuas)";

4. a identificação de "profissões" diversificadas que parece encontrar correlação com as metas (ME & DGIDC, 2010), especificamente no domínio conhecimento do ambiente natural e social, como por ex. o "padeiro" (E10; E11) – cujo projeto de sala surgiu a partir da conversa de uma criança, que levou ao surgimento de atividades de culinária (salada de frutas, bolos, bolachas, pão). Partindo deste assunto, os entrevistados E9, E10 e E11 desenvolveram um projeto de grupo intitulado "O Bolo-rei numa perspetiva do Conhecimento do Mundo", em que abordaram a alimentação saudável, assim como a História, a cultura, os costumes, as tradições e os valores da época festiva (Natal). Apesar dos inquiridos estarem conscientizados para a exploração de conteúdos curriculares para os quais há uma certa escassez de referenciais ou brochuras, como é o caso da História, da Sociologia, tal não foi inibidor das práticas pedagógicas das estudantes;

5. a implementação de experiências científicas, que em sede de sala de atividades parece incidir também na necessidade do (re)nascimento (da Didática) das Ciências, pois, dada a idade das crianças, quer educadoras quer estudantes tiveram que atender à articulação entre a cultura de investigação (teoria) e a cultura da ação (prática), com incidências ao nível do currículo (Cachapuz *et al.*, 2001). Para tal, estas práticas – assentes, por sua vez, no pressuposto de aprender fazendo (Dewey, 1971) – pretenderam que as crianças fossem capazes de identificar, já antes da transição para o 1.º ciclo, *"comportamentos distintos de materiais (exemplos: atracção/não atracção de materiais por um íman; conservação de um cubo de gelo)"*, preconizados nas Metas de Aprendizagem, no "Domínio: Conhecimento do Ambiente Natural e Social" (ME & DGIDC,

2010). Enumeramos seguidamente exemplos de experiências científicas – como fundamentação da "alfabetização científica" (Cachapuz *et al.*, 2005, p. 20) que parece ter estado ao serviço da compreensão do mundo natural de todos os grupos de crianças participantes neste projeto:

a) as diferenças dos diversos líquidos, materiais solúveis e não solúveis, a passagem do estado sólido (gelo) ao líquido e vice-versa (E6 e E10), cuja abordagem concorreu para os estudos descritos também por outros autores (Davis & Keller, 2009) no que concerne à relevância da água (para a existência da) na Terra e das suas principais caraterísticas: incolor, inodoro e sem sabor, sendo o único material que se encontra na natureza, nos estados sólido, líquido e gasoso;

b) os objetos que flutuam ou não na água (E10);

c) o espaço que o ar ocupa (realizado com sacos com ar) e pega monstros (E13);

d) a compostagem usada na sementeira e a realização de uma estufa com as crianças, relatada por E9.

Pela análise de conteúdo às duas questões anteriores, pontos 4.3 e 4.4, inferimos que foram várias as estratégias promotoras do desenvolvimento de capacidades e competências ao nível das ciências (n)das crianças, nomeadamente na dinamização de alguns conceitos científicos, abordados no decurso deste ensaio e recordados / explicados agora por Vasconcelos (2004): capacidades básicas, tarefas de observação, exemplificações, explorações, investigações e pesquisa[25].

---

[25] "Capacidades básicas: estas capacidades são concebidas para desenvolver capacidades importantes relacionadas com a investigação científica, tais como usar uma lupa. Tarefas de observação: encorajam as crianças a fazer observações de forma científica, a observar e a classificar objetos e acontecimentos de diferentes maneiras, a começar a centrar-se em aspetos científicos relevantes e a usar os seus conhecimentos. Exemplificações: o objetivo é ilustrar um determinado conceito ou introduzir uma capacidade específica. Explorações: proporcionam a oportunidade de interagir com objetos e materiais, de ver o que acontece ou de compreender os fenómenos. Investigações: permite às crianças dar seguimento às suas próprias ideias e questões. Pesquisa: as crianças podem ter necessidade de recorrer a fontes em segunda mão, como livros, computadores, vídeos e adultos" (Vasconcelos, 2004, pp. 76-77).

5.5 Categoria participação das crianças e partilha(s)

De acordo com Machado (2007, p. 15), a participação (que se pretende) "emancipatória" no ato educativo tem "um propósito de participação progressiva dos sujeitos, em torno do qual se desenvolvem as retóricas e práticas que procuram enfatizar os modos, os procedimentos e as lógicas de acentuação do protagonismo dos alunos".

Nesta fase da investigação, impele-nos, então, perceber o nível de participação ou implicação (Portugal & Laevers, 2010) das crianças nesta área, questionando se esses atores traziam consigo objetos da e sobre a natureza / ciência para partilhar em grupo. E, se e como os outros atores – educadoras e estagiárias – trabalhavam com elas, não só esses dispositivos, mas também a partir deles. Acerca do papel que esses objetos e/ou momentos podem proporcionar, Davis e Keller (2009) referem que as crianças devem ser encorajadas a partilhar assuntos (por ex. um passeio em família) e/ou objetos da natureza (folhas, flores, etc.), que sejam do interesse delas. Partilhar estes contextos mostra às crianças que as suas vidas fora da escola são importantes e valorizadas.

Assim, como resposta à questão n.º 5, apenas o inquirido E7 afirmou perentoriamente que as crianças não traziam material para a sala de atividades. Por sua vez, o interveniente E6 referiu que as crianças só se faziam acompanhar de material relacionado com as ciências ou natureza quando solicitado pela educadora, conforme os temas abordados pelo adulto; o que nos leva a concluir que esta parece ser uma participação sugerida e instigada, que não parecia partir da iniciativa das crianças, embora estas aderissem à iniciativa. Ao contrário, os restantes entrevistados responderam afirmativamente à questão, sugerindo que se trocavam impressões e surgiam dúvidas, fazendo-se pesquisas – como foi o caso (supramencionado) do diálogo / vivência de uma criança, sobre a desfolhada, do qual surgiu o projeto da "Padaria" (E10 e E11), ou de material de reciclagem a partir do qual se faziam outros objetos, como tartarugas, que foi o projeto desenvolvido pelo entrevistado E3. A grande parte dos entrevistados referiram que as crianças traziam livros de variados temas e/ou materiais relacionados com o tema abordado e que eram "sempre partilhados e explorados em momentos de grande grupo, podendo por vezes originar atividades ou até pequenos projetos" (E12), aproveitando-se assim a importância das perguntas das crianças para a implementação de projetos (Davis & Keller, 2009)[26]. A resposta do entrevistado E14 parece sintetizar genérica e maioritariamente (à exceção de E6 e E7) a forma como os respondentes abordaram e trabalharam a área com e para o grupo:

> "Estes temas são trabalhados através de visitas de estudo, na sala de atividades com a realização de experiências, atividades de expressão plástica, dramatizações, a exploração de livros existentes na área da biblioteca, alguns jogos existentes na área da multimédia e através de conversas em grande grupo. Também, solicitamos a colaboração dos pais para a elaboração destas atividades / projetos".

Os aspetos abordados reportam-nos não só para a relevância da "formação epistemológica" das educadoras e das estagiárias, mas também para a conceção de aprendizagem no que concerne ao "ensino" das Ciências e, ainda, para o facto da necessidade desta abordagem ocorrer, impreterivelmente, desde tenra idade, conforme defendem alguns especialistas (Cachapuz, Praia, & Jorge, 2004, p. 378).

Em acréscimo, Davis e Keller (2009) defendem que para alimentar o desenvolvimento da criança, há que facultar ambientes promotores de aprendizagem e para isso o papel dos educadores na criação de uma cultura de cuidar – aqui representados pelos intervenientes no

---

[26] A suportar a ideia da importância do questionamento das crianças, Davis e Keller (2009) apontam três aspetos: 1) experimentação da novidade (pessoas, objetos, rotinas e ambientes), em que os assuntos e objetos da natureza são trazidos pelas crianças, explorados e partilhados (por iniciativa própria) em grupo como forma de incentivar novas experiências e novas discussões acerca de um novo assunto ou objeto da natureza); 2) encorajar a contemplação e a descoberta através da conversa, do questionamento, da escuta e da partilha das ideias das crianças, desenvolvendo-se assim as suas generalizações, conceptualizações, teorias e conhecimentos; 3) o papel dos educadores na criação de uma sala estimulante e desafiante é importante, pois aqueles respeitam e encorajam a iniciativa das crianças na colocação de questões e resolução de problemas. Educadores que modelam os interesses, o deslumbramento, a curiosidade e a invenção têm mais probabilidade de ter crianças que exibem estas caraterísticas ou disposições.

estudo –, passa(ou) pela valorização da criança e das etapas da infância, proporcionando situações de aprendizagens significativas.

5.6 Categoria dispositivos utilizados

De seguida, já na sexta questão, aferimos acerca da utilização de livros de natureza / ciências ou materiais audiovisuais com as crianças, sendo que a maioria das respostas apontaram para a efetiva utilização de enciclopédias, livros, revistas, jornais, diversificados jogos e exposição / exploração destes em grande grupo. O recurso à *internet* e subsequentes pesquisas apareceram também como uma outra forma de explorar o conhecimento que as crianças tinham sobre o mundo que as circundava, assim como o material audiovisual: rádio, televisão, projetor, vídeo(s), computador e histórias em suporte digital (*power point*). Fundamentando com Davis e Keller (2009), defendemos também que ao incorporar brinquedos e ferramentas / instrumentos básicos para a aprendizagem, somos capazes de introduzir a ciência da mecânica com as crianças, como parte do seu mundo.

A ECERS-R (Harms, Clifford, & Cryer, 2008, p. 40) acrescenta e exemplifica:

> "Natureza/ciência inclui categorias de materiais tais como colecções de objectos naturais (e.g. pedras, insectos, sementes), coisas vivas para cuidar e observar (e.g. plantas, jardins, animais de estimação), livros, jogos ou brinquedos da natureza/ciência (e.g. cartões de emparelhamento e cartões de sequência com motivos da natureza), e actividades de natureza/ciência[27] tais como cozinhar e experiências simples (e.g. com ímans, lupas, objectos para flutuar e afundar)".

Pela análise de conteúdo às várias questões, podemos inferir que as categorias da escala (Harms, Clifford, & Cryer, 2008, p. 40), acima mencionadas estavam, de certa forma, presentes em algumas salas de atividades, a saber:

---

[27] Destacado no original.

i) "coleções de objetos naturais" que se encontravam em todas as salas de atividade participantes no estudo;

ii) "coisas vivas": compostagem, sementeira e estufa, desenvolvidas por E9;

iii) "livros, jogos ou brinquedos da natureza/ciência": partilhados praticamente por todas as crianças na maioria dos centros de estágio, na medida em que na sua maioria as crianças levavam livros, brinquedos e jogos relacionados com a natureza e/ou ciência;

iv) e "atividades de natureza/ciência": realização de atividades de culinária por E10 e E11 e diversificadas experiências realizadas por todos os inquiridos.

5.7 Categoria conceptualização da área de Conhecimento do Mundo

Questionados acerca do propósito que a aprendizagem veiculada pela área de conteúdo suportou, a sétima questão deu origem a pontuações diversas e heterogéneas, em que oscilam entre o 1 e o 5, não obstante o facto de as conceptualizações desta área nos remeterem para as OCEPE (ME, 1997), além do princípio de que cada conceito explorado na área de Conhecimento do Mundo partiu dos pontos em comum (Davis & Keller, 2009): mundo imediato da criança; interesses e curiosidades das crianças; incentivo ao questionamento; desenvolvimento de capacidades em Matemática, Ciências e literatura para crianças; utilização de materiais básicos comuns.

Assim, na perspetiva de oito respondentes, o Conhecimento do Mundo pretende: "fazer com que as crianças se integrem no mundo" e "descobrir factos relacionados com a realidade envolvente". Estas duas elocuções aparecem quase exclusivamente a ocupar o número 1 das escolhas, à exceção de três casos que a colocaram em número 2. Em segundo lugar, regista-se a inscrição de onze entrevistados, que consideram que o Conhecimento do Mundo pretende "despertar o interesse por novas descobertas", sendo que a pontuação oscila entre o 1 e 4. Por sua vez, em terceiro lugar, com 9 registos, que variam entre o mais e o menos escolhido, surgem duas frases: "vivenciar situações relacionadas com a ciência (animais, ciclo da água, reciclagem, germinação do feijão...)" e "promover a busca de reflexões e desafios". De seguida, a expressão "envolver as crianças em pequenas experiências e constatações" regista a inscrição de oito respondentes e "instigar a curiosidade das crianças através da realização de experiencias propostas pelo educador de infância" recebe seis registos, ambas numa variação de 1 a 4 nas suas classificações. Em quinto lugar, encontramos sete inquiridos, concordantes na heterogeneidade de opiniões, pois pontuam de 1 a 5, as duas seguintes elocuções: "desenvolver e aplicar o método científico através da ludicidade, respeitando a curiosidade da criança" e "proporcionar atividades de observação, análise e pesquisa". Por fim, "trabalhar / desenvolver curiosidades / interesses que a criança apresente" é a escolha que surge em último lugar pela maioria dos respondentes (onze); enquanto "programa de edição de páginas *web*" foi de todas as hipóteses a que não recebe pontuação pela maioria dos entrevistados, tendo-o surgido somente em quatro respostas e nos últimos lugares nomeados.

5.8 Categoria nível de interesse na área

Almejamos conhecer, assim, a perspetiva das educadoras e das alunas estagiárias sobre o nível de interesse das crianças em relação à área de Conhecimento do Mundo, sendo que as hipóteses "nulo", "pouco" e "médio" não foram nomeadas, enquanto oitos entrevistados consideraram que "é de muito interesse, na medida em que somos, diariamente, deparados com perguntas bastante pertinentes a que devemos dar respostas, pois é uma forma de estimular a curiosidade / interesse da criança nesta área" (E14). No seguimento do aludido, Davis e Keller (2009), reportando-se às questões e curiosidades das crianças referem:

'Almost all young children in almost all environments 'do science' most of the time; they experience the world around them and develop theories about how that world works'[28]

(Conezio & French, 2002, p. 13 cit. in Davis & Keller, 2009, p. 28).

Por seu turno, três respondentes consideram de "elevado interesse" a área para as crianças, pontuando dessa forma a oitava questão do inquérito por questionário em análise.

5.9 Categoria avaliação do item Natureza/Ciências segundo a ECERS-R

Solicitamos a implementação da ECERS-R na pergunta n.º 9, cujos itens "relativos a Actividades requerem, quer a verificação de materiais, quer a observação da sua utilização" (Harms, Clifford, & Cryer, 2008, p. 9). Por conseguinte, foi utilizada a presente escala com vários propósitos, concorrendo todos eles para avaliação do ambiente educativo, a saber: "auto-avaliação, [...] avaliação ou melhoria dos programas ou, ainda, para investigação" (Harms, Clifford, & Cryer, 2008, p. 9). Pela análise de conteúdo à presente questão do inquérito por questionário, inferimos que os respondentes entenderam a utilização da ECERS-R no sentido da realização de um ato autoavaliativo, como resultado de uma aprendizagem (Roullier, 2008). Consideramos que a abordagem autoavaliativa do último autor serve os propósitos do presente trabalho de investigação, visto que na educação pré-escolar é esperado que os educadores e/ou estagiários reflitam sobre as suas experiências, vivências, num processo de (re)construção das suas identidades profissionais, experiências e conhecimentos. Desta forma, surge-nos que a presente avaliação sustentou, sensibilizou e/ou desencadeou melhorias nos programas das salas de atividades. Parece-nos que os respondentes mobilizaram, assim, a avaliação formativa como uma forma de regulação (Allal, 1986; De Ketele, 1993; Alves, 2004), no interior do próprio sistema de educação em que se situavam, a sala de atividades (Allal, 1986; De Ketele, 1993), o qual

---

[28] Quase todas as crianças em quase todos os ambientes 'fazem ciência' a maior parte do tempo, elas experimentam o mundo ao seu redor e desenvolvem teorias sobre como o mundo funciona (Davis & Keller, 2009). Tradução da investigadora.

visou registar e/ou corrigir o funcionamento do sistema de avaliação da qualidade educativa do item natureza / ciências – através da aplicação da ECERS-R –, para o melhorar (De Ketele & Roegiers, 1999) e/ou facilitar a aprendizagem (Pacheco, 1994) das crianças, destinando-se a rever os procedimentos praticados durante o processo educativo (Hadji, 1994; De Ketele & Roegiers, 1999) – e desta forma introduzir na sala as alterações necessárias –.

Assim, os resultados da avaliação do item natureza / ciências apontam para as seguintes classificações:

i) com o nível 4 surgem três inquiridos, cujo registo do interveniente E14 sugere que "segundo a análise, o material existente torna-se escasso, sendo este utilizado para atividades orientadas como experiências". Esta posição é também defendida por E8): "De facto, na nossa sala de atividades, a área de Conhecimento do Mundo não está devidamente identificada, nem trabalhada como deveria. [...] Devido à falta de informação [referenciais], é provável que esta área não seja trabalhada como as outras";

ii) com o descritor 5 (bom) encontramos quatro respondentes, em que o entrevistado E5 sugere que a "área do Conhecimento do Mundo é [...] transversal a todas as outras e permite um número infindável de possibilidades. Permite à educadora aproveitar a curiosidade típica das crianças para desenvolver nelas a descoberta de si próprias, dos outros e de tudo aquilo que as rodeia" – que vai ao encontro das OCEPE (ME, 1997);

iii) no nível 6 registam-se três estudos de casos;

iv) por fim, no nível excelente, 7, inscrevem-se quatro entrevistados.

De uma forma geral, as avaliações do item "Natureza/ciência" (Harms, Clifford & Cryer, 2008, p. 40) com a cotação mais elevada referem-se às instituições nas quais existe uma área física e específica para realizar atividades e projetos relacionados com o Conhecimento do Mundo, à exceção de E10 a E12.

Realizada a média aritmética das catorze salas de atividades (Tabela 2) chegou-se ao resultado de 5,57, Bom, e que na ECERS-R (Harms, Clifford

& Cryer, 2008, p. 40) representa que as mesmas salas, na sua maioria, assumiram as seguintes características, as quais já foram sendo debatidas, em termos de dados obtidos e analisados, ao longo deste artigo:

"5.1 Muitos jogos, materiais e actividades adequados ao desenvolvimento de três categorias, estão acessíveis.

5.2 Os materiais estão acessíveis durante uma parte substancial do dia.

5.3 Materiais de natureza/ciência estão bem organizados e em boas condições [...]

Acontecimentos do dia-a-dia utilizados como base para aprender acerca da natureza/ciência".

Tabela 2. Avaliação do item natureza / ciência

Instituição	Resultado da Avaliação do item Natureza/Ciência
E1	7
E2	7
E3	6
E4	7
E5	5
E6	5
E7	4
E8	4
E9	5
E10	6
E11	6
E12	7
E13	5
E14	4
Total	78
Média	5,57 (nível Bom)

Fonte: ECERS-R (Harms, Clifford, & Cryer, 2008)

5.10 Categoria visão crítico-construtiva da área de Conhecimento do Mundo

Pela análise de conteúdo aos inquéritos por questionário, podemos afirmar que todos apontam para a importância da área do Conhecimento do Mundo, concorrendo assim para as linhas orientadoras (ME, 1997, 2010); cujo vocábulo "importante" é usado por todos os entrevistados, a saber: "é [...] uma das áreas mais importantes da educação de infância, pois é transversal a todas as outras e permite um número infindável de possibilidades" (E5); "contribui para um desenvolvimento mais positivo e mais equilibrado" (E12);

> "Na minha opinião e com base na minha experiência profissional, a Área do Conhecimento do Mundo é extremamente importante para o desenvolvimento das crianças, [...] pois falamos de seres ávidos de conhecimento e respondendo às suas necessidades, enquanto indivíduos que têm o mundo para aprender" (E1).

Outras conceções nucleares do estudo foram as seguintes: "a área de Conhecimento do Mundo é abordada de uma forma natural, no sentido em que ao longo do dia são proporcionadas diversas atividades" (E4); assim como "possibilita que a educadora aproveite a curiosidade típica das crianças para desenvolver nelas a descoberta de si próprias, dos outros e de tudo aquilo que as rodeia; dando-lhes a oportunidade, simultaneamente, de desenvolver o espírito crítico, o desejo de viver novas experiências e de aprofundar os saberes que já possuem" (E2), encontrando-se assim em linhas muito consentâneas, com o defendido pelos especialistas no decurso desta exposição (ME, 1997, 2012; Cachapuz, Praia & Jorge, 2004; Davis & Keller, 2009).

À questão "como eram tratados os assuntos na área?", registamos as seguintes respostas: "Cabe à educadora a responsabilidade de optar por temas que sejam pertinentes e que levem as crianças a contactar com realidades que lhes interessem e que sejam contributivas para o seu desenvolvimento integral" (E5), da mesma forma que "apenas com alguns exemplos é possível verificar que a educadora tem a preocupação de abordar esta área não só com conteúdos teóricos mas também através da prática, fazendo sempre atividades distintas e que possam satisfazer as necessidades da criança" (E4). Parece-nos que estão aqui subjacentes princípios da valorização e renovação da Didática das Ciências, especificamente quanto à possibilidade de articulações entre teoria e prática (Cachapuz *et al.* 2001), no que concerne à renovação epistemológica das educadoras e à inonovação didático-metodológicas da práxis (Cachapuz *et al.*, 2005).

Consideramos, ainda, que as seguintes citações problematizam a área do Conhecimento do Mundo: "Se os jardins de infância tivessem acesso mais facilitado à internet, enciclopédias digitais [...] as possibilidades de aceder ao conhecimento seriam ilimitadas" (E9); "Devido à falta de informação, é provável que esta área não seja tão trabalhada como as outras, por isso é que pensamos ser importante e urgente mudar esta situação e aumentar a informação disponível para esta área" (E6). Com estas elocuções parece-nos estar aqui patente a ausência de referencialização, que neste caso concreto diz respeito ao acesso restrito à internet e a uma certa falta de referenciais / brochuras / investigações no âmbito da área de Conhecimento do Mundo, ada(o)ptada à educação pré-escolar, mesmo tendo esta área "alguma correspondência com o 'Estudo do Meio' (ME, 1997, p. 80) e que faz parte do programa do 1.º ciclo.

Não obstante a ausência de referencialização, a opinião de um entrevistado regista que "muitas das salas, embora não tenham área específica de natureza/ciência, realizam experiências e têm materiais adequados nas várias áreas que a compõem" (E11); posição esta corroborada por E13, o qual indica como solução: "o exterior está repleto de situações ou materiais que estão relacionados com as ciências e outras áreas de conteúdo, mas é necessário que o educador seja capaz de observar esses fenómenos e aproveitá-los como métodos de ensino", estando assim de acordo com os referenciais apresentados como pressupostos teóricos (ME, 1997; Davis & Keller, 2009). Parecendo-nos um complementar das ideias anteriores, apresentamos a seguinte citação:

"é através desta área que as crianças têm o contacto direto com o meio próximo, apercebendo-se dos fenómenos da natureza, interessam-se por novas descobertas, desenvolvem atividades de observação e exploração de materiais relacionados com a natureza, pesquisam as suas dúvidas" (E3). Nesta linha de pensamento, corroboramos Vasconcelos (2007, p. 11) ao defender que "as actividades lúdicas diárias e o meio ambiente que as rodeia oferecem oportunidades ricas e variadas para aprender e tirar partido do interesse que as crianças pequenas manifestam pelo mundo à volta delas".

Por seu turno, "pode-se considerar que a área de Conhecimento do Mundo é [...] integrada num trabalho de projeto que ocupa uma grande parte do currículo" (E10), tendo em vista que:

> "Na educação pré-escolar, o educador de infância concebe e desenvolve o respectivo currículo, através da planificação, organização e avaliação do ambiente educativo, bem como das actividades e projectos curriculares, com vista à construção de aprendizagens integradas" (Decreto-Lei n.º 241/2001, II, 1, p. 5572).

6 Notas conclusivas

Como principais resultados da investigação, podemos inferir que apesar de na maioria dos centros de estágio estudados não existirem áreas especificamente destinadas a desenvolver projetos / atividades no âmbito do Conhecimento do Mundo, esta área foi sendo abordada / implementada nesses centros; mais que não seja, pelos projetos solicitados às estudantes para a UC Didática do Conhecimento do Mundo. A propósito, Fialho (2009, p. 7) escreve: "Apesar das ciências estarem presentes nas Orientações Curriculares para a Educação Pré-Escolar, esta tem sido uma área pouco privilegiada nos jardins de infância". Daí que este estudo pretende alertar precisamente para essa problemática.

Para tal, no Quadro 1 fazemos corresponder a cada objetivo do nosso estudo a(s) respetiva(s) categoria(s), seguidamente destacados no decorrer desta conclusão, passando assim a sintetizar os resultados obtidos (e discutidos no ponto anterior) face aos objetivos formulados.

Relativamente ao primeiro objetivo - Perceber se nos centros de estágio se desenvolvem projetos e/ou atividades na área do Conhecimento do Mundo - concluímos que apenas em quatro salas de atividades existia uma área específica, tendo-se para isso analisado o discurso relativo à questão 1, que deu origem à categoria 4.1 (In)existência da área de Conhecimento do Mundo. A categoria 4.2 *Design* da área do Conhecimento de Mundo concorreu também para a prossecução do presente objetivo, onde verificamos que em grande parte das respostas, a área surgiu da iniciativa e do interesse de crianças e educadoras. De acrescentar que a mesma área era maioritariamente frequentada / explorada pelas crianças várias vezes por dia. Por fim, a categoria 4.7 visava compreender a conceptualização da área de Conhecimento do Mundo, sendo que as palavras dos inquiridos tendem para duas conceções: "Fazer com que as crianças se integrem no mundo" e "Descobrir factos relacionados com a realidade envolvente". Estas elocuções vão ao encontro do referencial que serve de base ao trabalho dos educadores de infância: "a área do Conhecimento do Mundo permite articular as outras duas, pois é através das relações com os outros que se vai construindo a identidade pessoal e se vai tomando posição perante o 'mundo' social e físico" (ME, 1997, p. 21).

Com o intuito de analisar o segundo objetivo - Conhecer os dispositivos / materiais que se implementam (ou não) para promover a área - analisamos as respostas relativas às categorias 4.3 Projetos desenvolvidos na área de Conhecimento do Mundo, 4.4 Outros projetos desenvolvidos e 4.6 Dispositivos utilizados. Inferimos que foram muito diversificados os projetos desenvolvidos pelos inquiridos, como as estações do ano e a saúde / alimentação saudável, sendo estes os mais nomeadas. Por outro lado, foram mencionados outros projetos, alguns ligados à implementação de experiências, para a qual existe um referencial, como disso demos conta ao longo deste trabalho, e outros projetos ligados a outras áreas de conhecimento humano que não as Ciências, como as profissões, ou "O

Bolo-rei numa perspetiva do Conhecimento do Mundo" e "Guimarães: Berço da nacionalidade".

Quadro 1. Síntese dos resultados obtidos face aos objetivos

OBJETIVOS	CATEGORIAS
Perceber se nos centros de estágio se desenvolvem projetos e/ou atividades na área de Conhecimento do Mundo	4.1 (In)existência da área de Conhecimento do Mundo 4.2 *Design* da área do Conhecimento de Mundo 4.7 Conceptualização da área de Conhecimento do Mundo
Conhecer os dispositivos / materiais que se implementam (ou não) para promover a área	4.3 Projetos desenvolvidos na área de Conhecimento do Mundo 4.4 Outros projetos desenvolvidos 4.6 Dispositivos utilizados
Apresentar uma visão crítico-construtiva da área de Conhecimento do Mundo	4.5 Participação das crianças e partilha(s) 4.8 Nível de interesse na área 4.10 Visão crítico-construtiva da área de Conhecimento do Mundo
Avaliar o item natureza/ciência de acordo com a ECERS-R	4.9 Avaliação do item natureza / ciência segundo a ECERS-R

Destes dois últimos projetos, destacamos a abordagem à História, aos costumes, aos valores de épocas festivas, remotas e históricas, estando assim a implementar as alíneas (à exceção da c) preconizadas no Perfil do educador de infância (Decreto-Lei n.º 241/2001, III, 3, p. 5573), especificamente na área de Conhecimento do Mundo:

"a) Promove actividades exploratórias de observação e descrição [...] dos acontecimentos;

b) Incentiva a observação, a exploração e a descrição de relações entre [...] pessoas e acontecimentos [...];

d) Estimula, nas crianças a curiosidade e a capacidade de identificar características das vertentes natural e social da realidade envolvente;

e) Promove a capacidade de organização temporal, e espacial e lógica de observações, factos e acontecimentos;

f) Desperta o interesse pelas tradições da comunidade, organizando actividades adequadas para o efeito;

g) Proporciona ocasiões de observação de fenómenos da natureza e acontecimentos sociais que favoreçam o confronto de interpretações, a inserção da criança no seu contexto, o desenvolvimento de atitudes de rigor e de comportamentos de respeito [...] pelas identidades culturais".

Destacamos estes projetos pela conscientização dos entrevistados para a dinamização destes conteúdos curriculares, mesmo tendo-se deparado praticamente com a inexistência de referências teóricos que sustentassem esses conteúdos, adaptados às crianças em idade pré-escolar. Convocamos para a discussão a modelização escolhida para a atual investigação, que supõe a avaliação (do presente projeto de investigação) como a atribuição de um significado e correlação entre referente e referido (Pacheco, 1994). O referente, nesta investigação, corresponde a um défice na quantidade de referenciais teóricos que sustentem a planificação e a implementação de atividades dos diversos conhecimentos humanos, constantes nas OCEPE (ME, 1997) e supramencionados (sendo que os referenciais em falta deveriam suportar e nortear a *práxis* de educadores de infância). A situação ideal na UC Didática do Conhecimento do Mundo, e para a qual se alerta, é (seria) a existência deste tipo de referenciais (e a sua adoção em termos de brochuras, adaptadas à educação pré-escolar) e que sustent(ass)em o currículo ao nível da História, Sociologia, entre outras. Por sua vez, a situação existente, isto é, o referido reporta-se às competências das estudantes, observadas, avaliadas e alcançadas por intermédio dos projetos implementados em sede de sala de atividades. Podemos, portanto, concluir acerca da ausência de uma referencialização na UC Didática de Conhecimento do Mundo (quase inexistência de obras disponibilizadas no *site* do ME, à exceção do referencial destinado à implementação de experiências científicas).

Todavia, e em referência ao destaque que as OCEPE (ME, 1997) atribuem à sensibilização às ciências, não podemos descurar os estudos de Cachapuz, Praia e Jorge (2004) no âmbito da (construção epistemológica da) Educação em Ciência como área interdisciplinar que integra campos relevantes do saber, como a Filosofia da Ciência, a História da Ciência, a Sociologia da Ciência e a Psicologia Educacional. Por conseguinte, o ensino da Ciência assume-se como um ponto de partida para novas e renovadas aprendizagens nos diversos domínios do conhecimento humano, tal como se verificou aquando da implementação dos projetos e das atividades (das estudantes nas salas), que ao realizarem experiências científicas desenvolveram nas crianças competências ao nível das expressões, da linguagem, da matemática, da interação, da cidadania, do cuidado para consigo, com o outro e o meio ambiente – secundando o ME (1997).

Na base desta intervenção e avaliação esteve a "intencionalidade do processo educativo que caracteriza a intervenção profissional do educador" (ME, 1997, pp. 25-28) e das estagiárias e que passou por diferentes etapas interligadas e sucessivas, como: observar cada criança e o grupo para conhecer o seu contexto e adequá-lo ao processo educativo; "planear" de acordo com os interesses / necessidades do grupo, implicando as crianças no planeamento do processo educativo; "agir" de forma a concretizar, em atos, as intenções educativas; "avaliar" o processo e os resultados, implicando os adultos e as crianças numa auto e hétero avaliação, de forma a envolver o grupo em futuras planificações; "comunicar" e partilhar os conhecimentos à comunidade educativa; "articular" para assegurar a efetiva continuidade educativa ao 1.º ciclo.

Ao ada(o)ptarmos estes procedimentos, respeitamos e implementamos as orientações (ME, 1997, 2010) e os normativos legais

(Circular n.º 4/DGIDC/DSDC/2011) emanados ministerialmente; assim como corroboramos os vários pensadores discutidos ao longo deste enunciado. Então, ao partirmos dos interesses / curiosidades do grupo de crianças, incentivamos o seu questionamento sobre o "mundo" e, nesta altura, as crianças efetuaram uma auto (de si próprias) e hétero avaliação (pares e adultos); na medida em que a autoavaliação (Roullier, 2008) é o resultado de uma aprendizagem em que a criança vai construindo a sua própria identidade, a partir do questionamento que faz sobre si, sobre os outros e sobre tudo o que a rodeia. Desta forma, corroboramos o ensaio de outros pensadores (Davis & Keller, 2009), aquando do apoio do desenvolvimento de capacidades / pensamentos científicas ou operações de raciocínio: observação, imaginação, resolução de problemas e recolha de dados. Assim, podemos definir a função da avaliação como formativa e de regulação (Allal, 1986; De Ketele, 1993; Alves, 2004), pelas seguintes ordens de motivos preconizadas no suporte legal:

> "A avaliação formativa é um processo integrado que implica o desenvolvimento de estratégias de intervenção adequadas às características de cada criança e do grupo, incide preferencialmente sobre os processos, entendidos numa perspetiva de construção progressiva das aprendizagens e de regulação da acção" (Circular n.º 4/DGIDC/DSDC/2011, p. 1).

Em suma, e como defendido num outro ensaio (Pinto, 2013), a avaliação implementada em sede de sala de jardim de infância parece concorrer, a nosso ver, para os propósitos dos *corpora* legais em vigor, pelas seguintes ordens de motivos (coincidentes com as finalidades de avaliação): contribuição para a adequação das práticas; reflexão sobre os efeitos da ação educativa; recolha de dados para monitorizar a eficácia das medidas educativas; promoção e acompanhamento dos processos de aprendizagem; envolvimento da criança num processo de análise e de construção conjunta; conhecimento da criança, assim como do seu contexto (Circular n.º 4/DGIDC/DSDC/2011). Estes pressupostos estão, de certa forma, também presentes nos autores teoricamente convocados para a presente investigação (Williams, Rockwell, & Sherwood, 1995; ME,

1997; Cachapuz *et al.*, 2005; Davis & Keller, 2009; Portugal & Laevers, 2010).

No que concerne ao terceiro objetivo - Apresentar uma visão crítico-construtiva da área de Conhecimento do Mundo - podemos inferir que a maioria dos inquiridos registou e verificou *muito interesse por parte das crianças*. Este interesse poderá advir do próprio ambiente educativo, nomeadamente do espaço físico da área em causa, ou do espaço para realizar atividades / projetos de conhecimento do mundo (uma vez que a maioria das salas não dispunha de um local específico para o efeito). Tal como advoga Malaguzzi (1997), um espaço seguro, acolhedor e bem equipado promove o desenvolvimento das crianças aos níveis cognitivo, social e físico.

Os intervenientes foram unânimes quanto à importância da área em estudo para o desenvolvimento integral da criança, nomeadamente no desabrochar da curiosidade e do espírito crítico (ME, 1997), conceitos basilares para o despertar pela vida fora de novas e renovadas capacidades, atitudes e competências, não só ao nível do curriculum científico, assim como nos outros domínios do conhecimento humano (ME, 1997), atendendo a que as Metas de Aprendizagem (ME & DGIDC, 2010) – usadas pelas estudantes nas aulas da UC em análise e nas suas salas de atividades – constituem "instrumentos de apoio à gestão do currículo".

Algumas opiniões conduziram-nos para a ideia da falta de "informação" (E6), isto é, de obras / estudos orientadores do currículo na área do Conhecimento do Mundo e de recursos (pouco acesso à *internet* nas instituições participantes), que nos remeteu para a ausência de referencialização – supra contextualizada. Ora, esta é uma problemática partilhada pelas estudantes e debatida nas aulas da UC em análise. Assim, parece-nos estar aqui espelhada a categoria 4.10 Visão crítico-construtiva da área de Conhecimento do Mundo, para a qual este estudo foi realizado.

De acordo com a análise de conteúdo que deu origem à categoria 4.5 Participação das crianças e partilha(s), parece-nos que as crianças demonstraram uma postura participativa, atendendo ao facto de que a implicação é uma qualidade da atividade humana reconhecida pela concentração e persistência, caraterizando-se pela motivação, interesse, fascínio, estimulação, satisfação e energia (Portugal & Laevers, 2010). Todavia, numa instituição as crianças não levavam materiais de casa para partilhar com os pares e adultos e noutro caso, o grupo só partilhava objetos ou materiais quando solicitados previamente pela educadora, questionando-se aqui o nível de implicação destas crianças.

Relativamente ao espaço para implementar as Ciências nas salas de atividades, e no que diz respeito ao último objetivo, o nosso estudo realizou uma avaliação às salas, especificamente ao item "Natureza/ciência", com base no instrumento de recolha de dados, a ECERS-R (Harms, Clifford, & Cryer, 2008), espelhada na categoria 4.9 Avaliação do item natureza / ciência segundo a ECERS-R, tendo obtido em média o nível "Bom"; que, na nossa opinião, se deveu em certa parte à cotação máxima atribuída pelos quatro respondentes que possuíam uma área específica de Conhecimento do Mundo, assim como ao facto de nas restantes salas, existirem materiais e alguns projetos que focavam a área em análise. Surge-nos como positiva a avaliação realizada a partir da escala supramencionada, na medida em que a avaliação conscientizou as estudantes para a qualidade do ambiente educativo, mobilizando melhorias (De Ketele & Roegiers, 1999) na área do conhecimento do mundo, logo, no processo educativo em si.

Tal como sustentado teoricamente, e supondo que a avaliação é uma tomada de decisão (Stufflebeam & Skinfield, 1987; Ollagnier, 2006), propusemo-nos realizar este projeto com o intuito de contribuir, modestamente, com um instrumento de trabalho, a partir do qual se possam instigar investigações e estudos na Didática do Conhecimento do Mundo, especificamente no âmbito da educação pré-escolar.

Em suma, com a consecução deste trabalho de investigação pretendemos conscientizar para o facto de que apenas "será nesta linha de trabalho que se assegurará que cada criança […] aceda a experiências desenvolvimentalmente apropriadas, construindo conhecimentos e atribuindo significados ao seu mundo" (Portugal & Laevers, 2010, p. 141).

Referências bibliográficas

Albarello, L. (1997). Recolha e tratamentos quantitativos dos dados de inquéritos. In L. Albarello, F. Digneffe, J.-P. Hiernaux, C. Maroy, D. Ruquoy, & P. de Saint-Georges, *Práticas e Métodos de Investigação em Ciências Sociais* (pp. 48-83). Lisboa: Gradiva – Publicações, Lda.

Allal, L. (1986). Estratégias de avaliação formativa: concepções psicopedagógicas e modalidades de formação. In L. Allal, J. Cardinet, & P. Perrenoud (Orgs.), *A Avaliação Formativa num Ensino Diferenciado* (pp. 175-209). Coimbra: Livraria Almedina.

Alves, M. P. (2004). *Currículo e Avaliação – Uma perspectiva integrada.* Porto: Porto Editora, Lda.

Arénilla, L., Gossot, B., Rolland, M.-C., & Roussel, M.-P. (2001). *Dicionário de Pedagogia.* Lisboa: Instituto Piaget.

Bell (1997). *Como realizar um Projecto de Investigação.* Lisboa: Gradiva.

Cachapuz, A., Praia, J., Gil-Pérez, D., Carrascosa, J., & Terrades, I. M. (2001). A emergência da didáctica das ciências como campo específico de conhecimento. *Revista Portuguesa de Educação*, vol. 14, núm. 1, 155-195.

Cachapuz, A., Praia, J., & Jorge, M. (2002). *Ciência, educação em Ciência e ensino das Ciências.* Lisboa: Instituto Nacional de Educação.

Cachapuz, A., Praia, J., & Jorge, M. (2004). Da educação em Ciência às orientações para o ensino das Ciências: um repensar epistemológico. *Ciência & Educação*, v. 10, n. 3, 363-381.

Cachapuz, A., Gil-Perez, D., Carvalho, A., Praia, J., & Vilches, A. (2005). *A necessária renovação do ensino das Ciências.* São Paulo: Cortez Editora.

Davis, G. A., & Keller, J. D. (2009). *Exploring Science and Mathematics in a Child's World.* Upper Saddle River. New Jersey. Columbus. Ohio: Pearson. Merrill Prentice Hall.

Dewey, J. (1971). *Experiência e Educação.* São Paulo: Companhia Editora Nacional.

De Ketele, J. M. (1993). L'évaluation conjuguée en paradigmes. *Revue Française de Pédagogie* (texto policopiado).

De Ketele, J. M., & Roegiers, X. (1999). *Metodologia de recolha de dados*. Lisboa: Instituto Piaget. Denzin, N. K. (1989). *The Research Act*. Englewood Cliffs. N. J. Prentice Hall.

Direcção Geral de Inovação e Desenvolvimento Curricular. (2012). Centro de Recursos da Educação Pré-Escolar. Retrieved maio 9, 2012, http://sitio.dgidc.min-edu.pt/recursos/paginas/cr_pescolar.aspx?View={E04BA7AF-52C2-48D7-A1DB-B75D70687CF9}&FolderCTID=0x012001&FilterField1=_ResourceType&FilterValue1=Publica%C3%A7%C3%A3o&FilterField2=Sec_x00e7__x00e3_o&FilterValue2=Educa%C3%A7%C3%A3o%20Pr%C3%A9-Escolar.

Enciclopédia e Dicionários da Porto Editora Infopédia (2012). Dicionário da Língua Portuguesa. Retrieved maio 23, 2012, from http://www.infopedia.pt/lingua-portuguesa/did%E1tica;jsessionid=CPQa5lw8nZz9uUuasqhVhw.

Fialho, I. (2009). Ensinar ciência no pré-escolar. Contributos para aprendizagens de outras áreas/domínios curriculares. Relato de experiências realizadas em jardins de infância. *Enseñanza de las Ciencias. Revista de investigación y experiencias didácticas*, Número Extra VIII. Barcelona: Congreso International sobre Investigación en Didáctica de las Ciencias, 5-8.

Gil, G, & Diniz, J. A. (2006). Educadores de infância promotores de saúde e resiliência: Um estudo exploratório com crianças em situação de risco. *Análise Psicológica*. 2. XXIV, 217-234.

Gonçalves, F. D., Catrib, A. M. F., Vieira, N. F. C., & Vieira, L. J. E. de S. (2008). A promoção da saúde na educação infantil. *Interface – Comunicação, Saúde, Educação* (Botucatu), V. 12. N.º 24. Jan./Mar, Brasil, 181-192.

Hadji, C. (1994). *A Avaliação. Regras do Jogo – Das Intenções aos Instrumentos*. Porto: Porto Editora.

Harms, T., Clifford, R., & Cryer, D. (2008). *Escala de Avaliação do Ambiente em Educação de Infância*. Porto: Legis Editora.

Machado, E. A. (2007). *Avaliação e Participação. Um estudo sobre o papel dos actores na avaliação da formação contínua*. (Tese de Doutoramento). Universidade do Minho, Braga, Portugal.

Malaguzzi, L. (1997). *As cem linguagens da criança*. Porto Alegre: Artes Médicas.

Martins, I. P., Veiga, M. L., Teixeira, F., Tenreiro-Vieira, C., Vieira, R. M., Rodrigues, A. V., Couceiro, F. & e Pereira, S. J. (2009). *Despertar para a Ciência. Actividades dos 3 aos 6*. Lisboa: Ministério da Educação. Direcção-Geral de Inovação e de Desenvolvimento Curricular.

Ministério da Educação (1997). *Orientações curriculares para a educação pré-escolar*. Lisboa: Ministério da Educação.

Ministério da Educação (2001). *Pensar formação. Projecto de formação para animadores. Componente de Apoio à Família/ Animação Sócio Educativa*. Lisboa: Ministério da Educação. Departamento da Educação Básica. Núcleo de Educação Pré-Escolar.

Ministério da Educação (2003). *Pensar formação três. Formação de pessoal não docente. Animadores e auxiliares de acção educativa*. Lisboa: Ministério da Educação. Departamento da Educação Básica. Núcleo de Educação Pré-Escolar.

Ministério da Educação, & Direção-Geral de Inovação e de Desenvolvimento Curricular (2010). *Metas de Aprendizagem. Educação Pré-Escolar / Conhecimento do Mundo*. Retrieved setembro 27, 2011, from http://www. metasdeaprendizagem.min-edu.pt/educacao-pre-escolar/metas-de-aprendizagem/ metas/?area=42&level=1.

Ministério da Educação, & Direção-Geral de Inovação e de Desenvolvimento Curricular (2013). *Biblioteca Digital de DGE*. Retrieved dezembro 26, 2013, from http://sibme.sec-geral.mec.pt/ipac20/ipac.jsp?session=138TP7B279907.25 &profi le=dgidc-bd&menu=tab22&ts=1388074279923.

Ollagnier, E. (2006). La valeur et la mesure des apprentissages informels pour la formation des adultes. In C. Montandon, & O. Molini (Eds.).

Formel et informel en éducation, Bruxelles: Raisons Educatives. De Boeck.

Oliveira-Formosinho, J. (2007). *Modelos curriculares para a educação de infância*. (3.ª ed.). Porto: Porto Editora.

Pacheco, J. A. (1994). *A avaliação dos alunos na perspectiva da reforma*. (2.ª ed.). Porto: Porto Editora.

Pacheco, J. A., & Flores, M. A. (1999). *Formação e avaliação de professores*. Porto: Porto Editora.

Paraskeva, J. M. (2005). A imperiosa obrigação de ir além de John Dewey sem o evitar. In J. M. Paraskeva, & J. T. Santomé (Eds.), *A Concepção Democrática da Educação. John Dewey* (pp. 5-26). Viseu: Livraria Pretexto Editora.

Pinto, S. C. (2013). A auto e heteroavaliação em educação de infância. *Cadernos de Educação de Infância*, n.º 99 maio/agosto, 27-29.

Quivy, R., & Campenhoudt, L. (2003). *Manual de Investigação em Ciências Sociais*. (3.ªedição). Lisboa: Gradiva – Publicações, Lda.

Roullier, J. (2008). A auto-avaliação de um projecto de escola: uma profissionalização de um actor colectivo. In M. P. Alves, & E. A. Machado, *Avaliação com sentido(s): Contributos e Questionamentos* (pp. 73-96). Santo Tirso: De Facto Editores.

Stufflebeam, D. L., & Skinkfield, A. J. (1987). *Evaluación Sistematíca. Guia teórica y práctica*. Madrid: Ediciones Paidós Ibérica.

Valle, C. E. (1995). *Qualidade ambiental: como ser competitivo protegendo o meio ambiente*. São Paulo: Pioneira.

Van der Maren, J.-M. (1996). *Méthodes de Recherche pour L' Education. Méthodes en Sciences Humaines*. (2.ª Ed.). Paris, Bruxelles: De Boeck & Larcier S.A. Département De Boeck Université.

Vasconcelos, M. S. T. de (1997). *Ao redor da mesa grande. A prática educativa de Ana*. Porto: Porto Editora.

Vasconcelos, T. (2007). *Manual de desenvolvimento curricular para a educação de infância*. Lisboa: Texto Editores.

Veiga Simão, A.M. (2008). Reforçar o valor regulador, formativo e formador da avaliação das aprendizagens. In M. P Alves, & E. A.

Machado, *Avaliação com sentido(s): Contributos e Questionamentos* (pp. 125-151) Santo Tirso: De Facto Editores.

Williams, R., Rockwell, R., & Sherwood, E. (2003). *Ciência para Crianças*. (2.ª ed.). Lisboa: Instituto Piaget.

Wittmer, D. S., & Petersen, S. H. (2010). *Infant and toddler development and responsive program planning: A relationship-base approach*. (2.ª ed.). New Jersey: Pearson.

Zabalza (1998). *Qualidade em Educação Infantil*. Porto Alegre: Artmed.

Legislação

Circular n.º 4/DGIDC/DSDC/2011, de 11 de abril. Avaliação na educação pré-escolar.

Decreto-Lei n.º 241/2001, de 30 de agosto. Diário da República - I Série-A N.º 201. Anexo N.º 1. Perfil específico do desempenho profissional do educador de infância.

Lei n.º 5/97, de 10 de fevereiro. Diário da República - I Série-A N.º 34. Lei Quadro da Educação Pré-Escolar.

ENSAIOS

Multiplicidade de inteligências ou unicidade da inteligência

Incongruências e dissonâncias de conceptualização e repercussões práticas

Fernando Oliveira Pereira[1]

Palavras-chave

Inteligências múltiplas, unicidade da inteligência, capacidades, aptidões, competências, habilidades

Resumo

Foi no séc. XX que o conceito de intelecto (*intellectu*) ou inteligência (*intelligentia*) assumiu um papel de maior relevância na ciência psicológica, bem assim como na pedagogia. Anteriormente a inteligência sempre havia sido conceptualizada como unívoca. Todavia, nas últimas quatro ou cinco décadas tem vindo progressivamente a ganhar corpo a ideia de que existem múltiplas inteligências. Na actualidade, esta conceptualização alcançou picos, nunca antes vistos, de disseminação, aceitação e domínio, porventura exagerado, em especial nas ciências da educação e pedagógicas.

[1] Escola Superior de Educação Almeida Garrett, Grupo Lusófona, Rua de São Paulo, 89, 1200–427 Lisboa, Portugal (fopereira@sapo.pt).

Discorrendo, com base em critérios de universalidade e objectividade, sobre os conceitos de inteligência unívoca e de inteligências múltiplas fundamentadamente opta-se pelo primeiro. A inteligência é unívoca; existe e funciona em unicidade, não se reduz à condição de capacidade, aptidão ou competência, ela é condição necessária a estas. Entre inteligência, por um lado, e capacidades, aptidões, competências, por outro, existe unidade, mas não existe identidade.

A inteligência só poderá ser considerada no âmbito da actividade cognitiva integrada. E ao nível da personalidade/individualidade o intelecto ou inteligência, na condição de essência mais interior do sistema, é aqui representada pelo conceito "intelectância". Sendo que ao nível da cognitividade surgem as capacidades cognitivas formadas psicologicamente sob influência interior da inteligência e modeladas em conformidade com as exigências externas da actividade, na qual se formam e desenvolvem e asseguram a eficácia e eficiência de realização.

Conclui-se que a dissonância e incongruência de conceptualização e compreensão da inteligência como estrutura funcional, na sua essência, poderão originar desvios e incorrecções, aquando da aplicabilidade do conceito à actividade prática.

Title

Multiple intelligences or uniqueness of intelligence. (Incongruences and dissonances of conceptualization and practical repercussions)

Key words

Multiple intelligences, uniqueness of intelligence, abilities, aptitudes, competences, skills

Abstract

In the 20th century the concept of intellect (intellectu) or intelligence (intelligentia) assumed a role of greater relevance in psychological science, and also in pedagogy. Until a few decades ago the intelligence was conceptualized as univocal. However in the last four or five decades the idea of the existence of multiple intelligences has progressively gain form. Nowadays, as never before, this conceptualization reached peaks of dissemination, acceptance and dominance, probably exaggerated, especially in educational and pedagogical sciences.

After reflection based on criteria of universality and objectivity about the concepts of univocal intelligence and multiple intelligences we decided for the first. Intelligence is univocal; exists and works in unity, is not reducible to the condition of an ability, an aptitude or competence; instead it is a necessary condition for these. Between intelligence, on the one hand, and abilities, aptitudes and skills, on the other hand, there is unity, but no identity.

Intelligence can only be considered as an integrated cognitive activity. In terms of personality/individuality the intellect or intelligence, considered as the most intrinsic essence of the system, is represented here by the concept "*intelectância*". At the level of cognition arise the cognitive abilities formed psychologically under the internal influence of intelligence and shaped in accordance with external requirements of the activity in which they emerge, grow and ensure the effectiveness and efficiency of realization.

We conclude that the dissonance and incongruity in conceptualization and understanding of intelligence as a functional structure, in its essence, may cause deviations and inaccuracies when it comes to the application of the concept to practical activity.

1 Introdução

No decurso da evolução da humanidade, e consequentemente da espécie humana e do conhecimento por ela dominado, surge algures no tempo a ciência como mais uma forma, entre tantas outras já existentes, de abordagem do mundo, dos objectos, dos fenómenos, das relações, e respectivos conceitos.

A ciência sempre foi vista como a forma de abordagem mais objectiva, assumindo-se que todas as outras, apesar de nelas serem admitidos contornos de certa objectividade, a verdade é que na sua essência quedavam-se muito no reino da subjectividade.

A causa principal que determinou ser a tendência de abordagem e compreensão mais objectiva, ou mais subjectiva, resumia-se à metodologia usada na recolha de dados e na análise e interpretação dos factos. Sendo que a metodologia usada pela ciência obrigatoriamente deveria apoiar-se e fundamentar-se num conjunto de princípios científicos, os quais por seu turno deveriam abarcar os factores e relações mais essenciais, intervenientes na produção dos factos, ou fenómenos, tal como eles se mostram efectivamente ao mundo e aos olhos dos observadores. Cada um vê-los-á não como os seus olhos os vêem, mas conforme a sua mente, ou a sua forma de conceptualizar, os representam.

A abordagem mitológica da humanidade não deixou de ter relevância categórica na construção da cultura no curso da história da humanidade e nas formas de vida dos seres humanos pelo facto de ter utilizado, à época, formas de análise e interpretação onde escasseia, aos olhos da actualidade, a metodologia científica e consequentemente a fundamentação nos princípios da cientificidade e da objectividade.

Séculos, e até milénios, volvidos e chegados ao domínio preponderante do conhecimento científico na formação de opiniões e conceitos e com o avolumar dos avanços e da complexidade do conhecimento científico actual, ainda se assiste a confusões de compreensão e entendimento, a incongruências e dissonâncias de conceptualização de factos e fenómenos, vindo muitas das vezes a tomar por essência aquilo que nem sequer a caminho dela vai. Mais grave ainda é a quantidade de agentes responsáveis pelo esclarecimento levarem aqueles, que na inocência do saber, a qual não se justificaria já, e na crença de serem portadores de sabedoria, a ingerirem o joio, quando o recipiente foi apropriadamente concebido para trigo.

Daqui ressalta a necessidade de proceder a especificações de conceitos, tais como o de inteligência, à luz de uma abordagem teórico-científica sistémica, tendo por finalidade a redução de incongruências e dissonâncias de compreensão conceptual. E, consequentemente, eliminar, na medida possível, os erros de atribuição, conceptual e funcional, fomentando uma prática interventiva mais consentânea com a compreensão da essência real dos factos e dos fenómenos.

2 Percurso das abordagens do conceito de inteligência

Nas décadas de 20 a 70 do séc. XX, as abordagens de vários autores, autoridades reconhecidas no mundo científico, estavam orientadas para a compreensão da existência da inteligência como categoria única, no que respeita à sua natureza, génese, estrutura e funções que desempenha no sistema psíquico e na vida das pessoas (Spearman, 1927; Thurstone, 1938; Anastasi, 1965, 1976, 1977; Guilford, 1967).

Nas últimas quatro décadas outros autores têm vindo a descrever na literatura científica, embora mais no âmbito do pragmatismo aplicado a fenómenos comportamentais, a existência de inteligências múltiplas (Gardner, 1983, 1995; Goleman, 1995, 2006; Gottman & DeClaire, 1999; Silver, Strong & Perini, 1997, 2010).

As diferenças de conceptualização da inteligência pela abordagem tradicional como única e pela abordagem mais recente como múltipla residem, em grande parte, no método e na metodologia instrumentária.

E, porventura, no foco daquilo que entendem por essência das suas conceptualizações com incidência em níveis diferentes do eixo vertical determinante da profundidade em que se encontra a conceptualização; podendo esse foco deslocar-se, numa perspectiva de causalidade e efeito, da mais recôndita essência nuclear, passando por diversos níveis de profundidade, até ao nível de maior superficialidade de produção dos fenómenos. Embora, ambas as abordagens estejam convictas de operarem ao nível da essência.

2.1 Abordagem da inteligência como unívoca

A conceptualização tradicional clássica, com início nos primórdios do séc. XX, nas suas definições e descrições de inteligência é unânime na abordagem dos diversos autores, apesar da existência de diferenças específicas entre eles, em assumir a inteligência como sendo uma categoria unívoca, a qual se apresenta na qualidade de estrutura dinâmico-funcional integrada. Estrutura que integra, em si, diversos factores de natureza psicológica, inerentes ao mesmo aspecto psíquico, pertença da esfera cognitiva, e não defendem, nem admitem, a possibilidade de existência de inteligências múltiplas. Quando muito, aqui e ali, nesta ou naquela definição, abrem exceções de se chamar inteligência, mas específica e não geral, a capacidades, ou aptidões, em cuja fundamentação estão características iminentemente de natureza cognitiva. Por exemplo: espacial, verbal, de realização.

Entretanto, o conceito de inteligência não é definido de forma unânime por todos os representantes da conceptualização da categoria como estrutura integrada e unívoca.

Na obra de Alfred Binet, apesar de ter concebido o novo teste de medição da inteligência, não se encontra nenhuma definição suficientemente fundamentada do conceito de inteligência. Porventura, dos seus trabalhos poder-se-á inferir que inteligência é a capacidade de julgar, compreender e tirar conclusões (Binet & Simon, 1908; Brunner, Reinhard & Zeltner, 2000). Para W. Stern (1981) inteligência é a capacidade geral de conscientemente ajustar o pensamento às novas exigências que vão surgindo; portanto, é a capacidade psíquica geral do sujeito adequar a sua actuação às novas tarefas e condições de vida. Outros entendem que inteligência é apenas aquilo que o teste mede (Binet & Simon, 1908; Boring, 1923).

Então, surgem as concepções da inteligência baseadas em modelos matemáticos obtidos por meio da análise factorial. Daí designar-se de teoria dos dois factores, porque das pesquisas realizadas por Sperman (1927) os resultados agruparam-se em torno de dois factores. Um que ele designou de factor G, o qual representaria a inteligência geral e outro designado de factor S que passaria a representar funções, ainda que intelectuais, mas específicas. Sendo que o próprio autor supunha a existência de uma multiplicidade de factores S, mas todos relacionados com a actividade cognitiva, e não outra. Tanto que também Thurstone em 1938 construiu o seu modelo estrutural da inteligência, considerando que esta é constituída por sete factores, os quais correspondem a aptidões integrantes da estrutura da inteligência: aptidão espacial, velocidade perceptual, aptidão numérica, relações verbais, fluência verbal, memória e raciocínio indutivo. E com base nestes sete factores construiu os testes, os quais foram designados de *"Tests of primary mental abilities"*.

Até mesmo Wechsler começou por definir inteligência como uma capacidade complexa, ou global, para agir de acordo com objectivos, pensar racionalmente e lidar com o ambiente de maneira eficiente (Cunha, 1993). Por isso, ele e todos os representantes das definições operacionais entendem que a inteligência é aquilo que os testes medem (Binet & Simon, 1908; Wechsler, 1955; Stoddart, 1947). No entanto, outros consideraram que a medição da inteligência não serve simplesmente os propósitos de classificação quanto aos valores de QI, mas também serve as aplicações clínicas na avaliação de problemas do diagnóstico diferencial (Matarazzo, 1990).

O próprio Wechsler, em 1981, reformulou a definição, ou mais concretamente o seu entendimento, de inteligência, afirmando que esta é uma função da personalidade como um todo e é, ao mesmo tempo, responsiva a outros factores, além daqueles subordinados ao conceito de capacidades cognitivas. Nesta linha generalista já a psicologia contemporânea mais divulgada tem a compreensão da inteligência como adaptação biopsicológica às condições, situações e circunstâncias de vida existentes (Piaget, 1948; Shurer, 1978; Stern, 1981).

Embora no âmbito da esfera cognitiva, comparando as definições gerais, detetam-se graus significativos de dispersão dos elementos conceptuais tomados como referenciais. Daí que no processo histórico evolutivo da psicologia tenham surgido definições já mais consentâneas com a integração e menos com a dispersão. Intelecto, ou inteligência, é uma estrutura relativamente constante das capacidades do individuo ontogeneticamente determinadas para alcançar e construir ligações racionais, ou também funcionais, deslocando no sentido ascendente desde as associações simples até às operações mais complexas do pensamento (Shurer, 1964, p. 31). Inteligência é uma característica relativamente estável da personalidade, cuja dimensão e cunho se dá a conhecer pela maneira como um indivíduo reage às realizações e a novas exigências que são tidas como importantes em uma ou mais culturas (Brunner, Reinhard & Zeltner, 2000). Estrutura relativamente estável das capacidades intelectuais do indivíduo. Na série de concepções psicológicas do intelecto identificam-se com o sistema das operações intelectuais, com o estilo e estratégias de resolução de problemas, com a efectividade da abordagem individual à situação, a qual exige cognição activa, com estilo cognitivo e outras (Petrovsky & Iaroshevsky, 1985).

Em consequência da diversidade de definições, baseadas em fenómenos ou funções cognitivas diferentes e com a finalidade de conceptualizar a inteligência como uma estrutura constituída por subestruturas da mesma esfera de acção foi utilizada a análise factorial, acima já referida. Então Meili (1946) distinguiu a existência de quatro factores, os quais representam quatro aspectos importantes da funcionalidade cognitiva integral: complexidade, plasticidade, totalidade e fluidez. Guilford (1967) concebeu um modelo estrutural teórico, vindo de seguida a confirmá-lo empiricamente. Distinguiu três dimensões com base nas quais opera a actividade intelectual: operações, conteúdos mentais e produtos. Nas operações entram a memória, as produções convergente e divergente e a avaliação. Os conteúdos do pensamento apresentam-se como figurativos, simbólicos e semânticos. Os produtos resultantes das operações e aplicações realizadas com conteúdos específicos encontram-se em forma de unidades, classes, relações, sistemas, transformações e implicações. Sendo que das combinações possíveis entre os elementos constitutivos das três dimensões resultam 120 factores da inteligência.

Assim, Heckhausen (1975) na tentativa de colocar ordem nas diversas definições de inteligência concluiu que existem três tipos de definições: as *verbalistas, as operacionais e as referentes a critérios*. As *verbalistas* vêem a inteligência como algo real, ou substancial, uma espécie de característica que cada pessoa possui de maneira diferente. As *operacionais* preconizam a inteligência limitada a descrições das realizações ou do comportamento que um individuo apresenta como resposta a diferentes estímulos programados pelo teste de inteligência. As *referentes a critérios* – as que habitualmente fornecem informações de previsão do comportamento que um individuo, com determinados factores de inteligência, irá ter numa dada situação. Neste caso servem os desempenhos na situação escolar ou profissional.

2.2 Abordagem da inteligência como múltipla

As conceptualizações das últimas quatro décadas do séc. XX têm vindo a afirmar a existência de inteligências múltiplas, sendo que na primeira década do séc. XXI a aceitação destas tem sido cada vez mais visível, quase de forma absoluta e perentória, nas diversas áreas da actividade profissional prática; tais como as aplicadas à gestão de empresas e de recursos humanos e à formação profissional, em especial à actividade educativa e pedagógica.

É Howard Gardner que, no percurso da história evolucionista da inteligência, leva o conceito desta a sofrer alterações significativamente profundas, devido à forma como expandiu os parâmetros do comportamento inteligente, cuja finalidade reside na pretensão de incluir nele diversas competências humanas (Silver, Strong & Perini, 2010). Das suas investigações o autor pluralizou o conceito de inteligência, definindo-a como a capacidade de resolução de problemas com os quais as pessoas se deparam na vida real, de gerar novos problemas para resolver depois, de fazer ou disponibilizar formas de actuação que são valorizadas no contexto da cultura à qual a pessoa pertence. Assim gerou o conceito de inteligências múltiplas, criando deste modo sete categorias, mais tarde acrescentou a oitava, que designou de inteligências. Então, segundo o seu método de análise e conceptualização, existem vários tipos de inteligência:

1) Inteligência verbo-linguística.
2) Inteligência lógico-matemática.
3) Inteligência espacial.
4) Inteligência musical.
5) Inteligência corporal ou cinestésica.
6) Inteligência interpessoal.
7) Inteligência intrapessoal.
8) Inteligência naturalista (Gardner, 1995, 1999 a, 1999 b).

Daniel Goleman construiu o conceito de Inteligência Emocional, cuja definição consiste na capacidade do sujeito ler os seus sentimentos, controlar os impulsos, ponderar, manter a calma e o optimismo quando confrontado com provocações e escutar os outros (Bar-On & Parker, 2002; Goleman, 1995, 2006). Para este autor o QE – Quociente Emocional – é de difícil quantificação, não podendo ser comparado ao QI – Quociente Intelectual.

Há muito que os investigadores se interessam por questões relacionadas com a personalidade, tanto que os questionários medem com certo grau de rigor traços como a estabilidade emocional, a abertura de espírito, a introversão – extroversão, a ansiedade etc. No entanto, o grande mérito de Daniel Goleman consistiu em conseguir atrair o interesse da comunidade científica e profissional por um conjunto de traços de carácter, designando o efeito desse conjunto integralmente pelo conceito de "Inteligência Emocional". Os principais traços que entram na composição deste conceito são:

1. Conhecimento de si próprio (reconhecer um sentimento quando ele ocorre).

2. Gestão do humor (diminuir sentimentos de angústia, de depressão, de ansiedade).

3. Automotivação (motivação positiva).

4. Controlo do impulso (adiar uma recompensa).

5. Empatia – Abertura aos outros (aptidão para se colocar no lugar do outro).

O mesmo autor abordou ainda outro tipo de inteligência – a social. Na construção da inteligência social, tal como o tinha feito na inteligência emocional, entram vários factores. Dois principais – consciência social e facilitação social – e alguns sub-factores, os quais integram e caracterizam os principais. A consciência social, para o autor, reporta-se ao "espectro das capacidades que vai desde reconhecer instantaneamente o estado de espírito interior de outra pessoa a compreender os seus sentimentos e pensamentos, passando por "topar" complicadas situações sociais". Da consciência social fazem parte: a empatia primária, a sintonia, a acuidade empática, a cognição social. A facilitação social consiste em "perceber o que o outro sente, ou saber o que está a pensar ou pretende fazer, não garante uma interacção frutuosa. A facilidade social elabora a partir da consciência social para permitir uma interacção eficaz e sem atritos. O espectro da facilidade social inclui: a sincronia, a auto-apresentação, a influência, o interesse" (Goleman, 2006, pp. 131–132).

Vários autores baseados em investigações por eles desenvolvidas em universidades diferentes definiram a inteligência emocional por capacidade de dominar as suas emoções, mas, sobretudo, de compreender as emoções dos outros (Mischel, 1973; Mayer & Salovey, 1997; Mayer, Salovey & Caruso, 2000; Filiozat, 2003; Matineaud & Engelhart, 2009). Os mesmos autores chegaram a concordar que na determinação do sucesso a intervenção do QI é apenas na ordem dos 20%, estando os restantes

80% relacionados com outros factores, os quais entram na composição da chamada *inteligência emocional;* encontrando-se esta sediada nos lóbulos pré-frontais do cérebro, no neocortex e no tálamo, de cujas estruturas neurológicas emana a nossa vida emocional.

Para Almeida, Guisande e Ferreira (2009) as teorias da inteligência emocional e da inteligência social decorreram da insatisfação com as concepções excessivamente intelectivas ou abstractas da mente, as quais não deram importância, pelo menos suficiente, aos aspectos relacionados com conteúdos e conhecimentos. E referem os mesmos autores que nos dias que correm essas formas de inteligência gozam de grande popularidade, sendo que, a maior parte das vezes, é empolgada mais pelo volume de vendas de publicações junto do grande público do que pelos próprios investigadores. Além disso, é importante acautelar que, pelo facto de ter sido proposta ao longo dos anos da história da psicologia a definição e compreensão da inteligência assente em funções ou processos de certa forma desligados dos conteúdos e dos conhecimentos, agora não se venha a cair no pólo oposto em que a inteligência passa a ser confundida com outras características psicológicas, sobrevalorizando os conteúdos e ignorando os processos de natureza eminentemente cognitiva. Também os instrumentos utilizados pelos adeptos dessas teorias não são suficientemente fidedignos. Mais do que medir aptidões emocionais e sociais eles avaliam os conhecimentos que os sujeitos possuem acerca das emoções e dos comportamentos sociais (Almeida, Guisande & Ferreira, 2009).

3 Inteligência unívoca ou inteligências múltiplas

A diferença de maior relevância entre o conhecimento científico e os outros tipos de conhecimento, tais como o artístico, o literário, o mitológico, o religioso, entre tantos, consiste essencialmente na objectividade, no método e nos instrumentos de abordagem do objecto que se pretende conhecer, ou apenas aprofundar o conhecimento, ou até verificar a sua objectividade. E acima de tudo a veracidade de existência desse objecto, ou se a sua existência funcional é realmente assim como tem sido aceite e muitas das vezes aplicada à actividade prática, sem que tivesse sido suficientemente verificada; mais grave é quando nem sequer houve qualquer tentativa de verificação, assumindo-se cegamente como real e válido.

A história da humanidade foi palco e é testemunha de várias conflitualidades de abordagem do mesmo objecto. No início da Era Cristã surgiu com Cláudio Ptolomeu o geocentrismo, também conhecido por sistema ptolomaico, versando que a Terra se encontra no centro do sistema solar e que os demais astros orbitam em seu torno. Compreensão e aceitação que durou séculos. Mesmo no período de decadência deste entendimento, assim como a evidência de estar equivocada, ainda continuou a ser defendida pela Igreja Católica, ao que parece porque nela estavam representadas e fundamentadas passagens bíblicas (Hensbest & Couper, 2009).

Volvidos 14 séculos a teoria do geocentrismo é contestada por Nicolau Copérnico, criando em sua substituição a teoria Heliocêntrica do sistema solar, no qual a Terra se move em torno do Sol. E a sucessão dos dias e das noites é consequência do movimento de rotação da Terra sobre o seu próprio eixo. Teoria que veio mais tarde a ser comprovada e aprovada por outros cientistas de autoridade hoje inquestionável: Galileu Galilei, Kepler, Isaac Newton. Mas nem por isso, pelo menos, um destes investigadores deixou de ser alvo de perseguição (Hensbest & Couper, 2009).

É evidente que o que estava aqui em causa do ponto de vista científico era o método e consequentemente a abordagem conceptual do objecto e seus fenómenos.

Já nos tempos próximos da actualidade o átomo foi tido como a partícula mais elementar da matéria, depois o electrão e agora recentemente o bosão de Higgs (Lederman, 1993, Higgs, 2007). Em ciência, pelo menos na actualidade, não se trata de ter sido completamente provado e confirmado empiricamente um fenómeno, mas principalmente da concepção teórica hipotética ser suficientemente consistente, onde reina a congruência e a consonância.

O objectivo principal da investigação científica consiste em progressivamente avançar no *continuum*, o qual representa na sua escala por graus e níveis a estrutura do conhecimento que o investigador domina e compreende acerca do objecto. O investigador é antes de mais um observador, o qual inicia as suas observações ao nível fenomenológico do comportamento e progride em profundidade na sua construção da estrutura do conhecimento do objecto em direcção à essência estruturo-funcional desse mesmo objecto de estudo. Portanto, é plenamente possível que haja quem esteja convicto abordar o objecto e construir o conceito ao nível da estrutura da essência, ou próximo, e na realidade encontrar-se a um nível mais próximo da superfície externa do comportamento do que eventualmente crê. Este é, porventura, um dos maiores problemas da formação de conceitos individualmente, deslocando-se o produto final no plano da profundidade entre a subjectividade e a objectividade.

No que se reporta ao conceito, ou conceptualização, de inteligência, como categoria da ciência psicológica, é necessário especificar e objectivar com que categoria apresenta maior grau de identificação: predisposição, capacidade, aptidão, competência, e a que esfera psicológica pertence – cognitiva, afectiva, motivacional, volitiva.

A análise e interpretação das definições de "capacidades", "aptidões" e "competências" inscritas em dicionários, quer linguísticos, quer psicológicos, conclui que há uma miscelânea de terminologia, usando-se os mesmos termos para definir conceitos cuja estrutura do fenómeno que representam é diferente (Dic. Univ. Líng. Port., 1998; Brunner, Reinhard & Zeltner, 2000; Petrovsky & Iaroshevsky, 1985). No entanto, a estrutura categorial que confere substância aos conceitos referidos, embora tenha, na verdade, propriedades e características comuns, mas também têm especificidades diferenciais, principalmente quando a abordagem é sistémica, atendendo aos níveis de funcionalidade em que se encontram as essências dos fenómenos de cada um dos conceitos. Nesta perspectiva, conclui-se da necessidade de recorrer a critérios explicativos para objectivar a questão.

Quanto ao critério "Interioridade – Exterioridade", o qual representa o eixo dos níveis, inferido da estrutura funcional das categorias – capacidades, aptidões, competências – parece que as capacidades são mais interiores do que as aptidões e estas mais do que as competências, as quais são mais exteriores do que as outras. Durante quase todo o tempo, e ainda hoje, a questão central à volta destas categorias é do âmbito do inato e do adquirido. Aqui interessa especialmente se a categoria substancialmente funciona mais ao nível das estruturas internas de natureza psíquica ou mais ao nível da fenomenologia de natureza sócio-organizacional das exigências ou dos objectivos.

Representatividade prática e exemplificativa desta interpretação poderá ser verificada na conceptualização aplicada nas últimas três ou quatro décadas, nas formas de abordagem dos assuntos, nas áreas da gestão de empresas e de recursos humanos, em especial no âmbito da formação profissional, mas também no sistema educativo, no qual é notoriamente visível nos conceitos usados nos planos anuais do ensino escolar, preconizados pelo ministério da educação.

Inicialmente começou-se por formalizar que os alunos formaram, ou não formaram, ao longo do ano escolar, as capacidades para realizar tais ou tais tarefas mencionadas no plano ministerial. Mais tarde passou-se a dizer que o aluno desenvolveu, ou não desenvolveu, as aptidões necessárias e suficientes que lhe permitem fazer face às exigências do ano escolar seguinte. Depois houve a passagem para o domínio dos objectivos; então dizia-se que o aluno atingiu, ou não atingiu, os objectivos preconizados. Nos últimos anos o conceito dominante gira em torno das competências, dizendo-se então que o aluno adquiriu, ou não, as competências necessárias. Hoje está em voga a problemática das metas; atingiu, ou não, o aluno as metas antecipadamente preconizadas.

A impressão que fica deste processo de mudança na utilização de conceitos e a inferência que daí se extrai parecem demonstrar que progressivamente foram sendo abandonados conceitos que implicam conhecimento e domínio rigoroso da essência e da estrutura funcional do objecto substancial e inseridos conceitos que de todo não necessitam do domínio com esse grau de rigor e ao nível das estruturas essenciais, mas que, quer nas definições, quer na sua operacionalidade aplicada à prática, apenas necessitam do domínio ao nível das formalidades comportamentais e sua correspondência às exigências, também elas de âmbito mais geral, relativamente à execução da tarefa inscrita globalmente nas planificações. Daqui deduz-se que se nos encontrarmos numa organização da sociedade, das comunidades empresariais e formativas, em que o grau de especialização verdadeira do agente, e não do currículo que ostenta, for reduzido, muito abaixo das possibilidades e daquilo que verdadeiramente deveria ser exigido, para que houvesse mesmo desenvolvimento e evolução reais, e não aparentes, então, pouco mais que qualquer um é competente. Esta competência só tem lugar devido ao baixo grau de exigência no desempenho, aquando da execução de tarefas, mas de forma alguma poderá demonstrar, ou significar, que o agente tenha capacidade, ou até aptidão, comparativamente àquilo que acontece nas organizações evoluídas e exigentes, quanto a este critério.

Mudanças que tiveram repercussões na formação de profissionais, em especial no ensino superior, onde muitas vezes curricularmente o agente se torna especialista e não domina verdadeiramente o objecto essencial, nem em definição, nem nos mecanismos estruturais e funcionais, da sua própria actividade profissional para a qual recebeu, ou deveria ter recebido, formação adequada. O grau de negatividade e as implicações nefastas só poderão ser medidos mediante a aplicação de critérios, os quais satisfaçam a condição dos princípios da universalidade científica.

O que seria o exercício da medicina, nas suas várias áreas de especialização, mas também a geral, se os profissionais não dominassem a anatomia e a fisiologia do organismo e dos órgãos, assim como a estrutura funcional e os mecanismos destes na sua essência. Imagine-se o cardiologista que toma por essência da estrutura cardíaca apenas a tensão arterial, as frequências e os ritmos cardíacos, não conhecendo a estrutura anatómica, fisiológica e funcional do coração e do sistema cardiovascular.

O biólogo que não domina as especificidades estruturais e funcionais da célula e apenas infere julgamentos com base nos produtos que entram e saem dela. O psicólogo que não conhece a verdadeira estrutura anatómica, funcional e processual do psiquismo e suas entidades componenciais, e que tudo decide em função simplesmente dos comportamentos observados.

Nesta perspectiva descritiva e inferencial parece que a categoria "inteligência" apresenta maior identidade e correspondência com a categoria "capacidade", do que com as categorias "aptidão" e "competência".

Capacidade, na abordagem psicológica, é o conjunto de peculiaridades psicológicas individuais da personalidade, as quais são as condições da realização eficaz das actividades produtivas. E revela-se no processo de aquisição de conhecimentos, hábitos cognitivos e habilidades e de domínio da actividade. Mostra em que medida, o sujeito como personalidade/individualidade, em igualdade de condições e circunstâncias, é rápido e tem facilidade e consistência na assimilação e domínio dos modos, ou maneiras, de organização e realização da actividade à qual é imprescindível uma capacidade concreta.

Contudo, nesta definição, não se enjeita o facto de as capacidades estarem também fortemente ligadas à *orientação geral da personalidade*, de forma a poder-se compreender em que medida são estáveis as *propensões, inclinações e tendências* do ser humano como agente portador da capacidade, para uma ou outra actividade diversa.

Outro aspecto relevante na compreensão das capacidades reporta-se, no processo de ensino e educação, à questão relacionada com os períodos sensitivos favoráveis à sua formação. Aqui pressupõe-se que a formação das capacidades decorre com base em duas características essenciais: as inclinações, e as predisposições fisio-neuro-psíquicas (Leontiev, 1960; Teplov, 1961, 1985; Leites, 1982).

Entretanto, autores que estudaram as formas de pensar, ou raciocinar, do ser humano construíram a teoria das predisposições, a qual versa que o bom pensador tem predisposições que exercem influência na aptidão para processar e interpretar a informação (Perkins, Jay & Tishman, 1993). Autores cujo entendimento consiste em que as predisposições surgem como resultado da sensibilidade para certo tipo de comportamento. Sendo que a exercitação dessa sensibilidade pelo sujeito desenvolverá, em si, uma "inclinação" para os tipos de comportamento que aqui estão em causa, sentindo-se cada vez mais confortável no processo da sua realização.

"A teoria das predisposições constitui um meio produtivo de analisar as inteligências múltiplas. Do ponto de vista destas, uma predisposição traduz-se numa sensibilidade para um tipo de inteligência particular. A sensibilidade pode conduzir a uma inclinação para usar essa inteligência e, no ambiente certo e sob as circunstâncias adequadas, essa inclinação pode ser traduzida numa aptidão para usar a inteligência em causa numa variedade de contextos" (Silver, Strong & Perini, 2010, p. 13).

Numa linguagem cientificamente elaborada a predisposição não é uma sensibilidade para um determinado tipo de inteligência, mas sim uma potencialidade, ou propensão, neurofisiológica, ou neuro-sensorial, que predispõe o sujeito a desenvolver uma capacidade de natureza psicológica para a realização de determinada actividade com eficácia acima da média, caso exercite e treine no âmbito dessa mesma actividade sob a batuta da sua inclinação e consequente orientação da personalidade.

Os mesmos autores convictos da veracidade das suas interpretações e consequentes conceptualizações usam dois modelos que parecem integrar-se de forma perfeita e natural como se fossem duas faces da mesma moeda: o modelo das inteligências múltiplas e o modelo dos estilos de aprendizagem. É seu entendimento que a teoria das inteligências múltiplas se fundamenta essencialmente nos conteúdos da aprendizagem e na relação entre a aprendizagem e os oito distintos campos do conhecimento. E que os estilos de aprendizagem são basicamente a forma de percepção e processamento da informação (Silver, Strong & Perini, 2010).

Crê-se que os autores assumiram com exagero de confiança a tipologia de Carl Jung (1923) baseada em quatro funções psíquicas apresentadas como sendo dimensões da personalidade e daí, além de designá-las de tipos psicológicos, também lhes chamou tipos de personalidade. Em primeiro lugar uma coisa é abordar as funções no plano da actividade psíquica, outra é conceber a mesma abordagem no plano da personalidade/ individualidade. Em segundo lugar as funções em questão ao formarem dois eixos, colocando as funções, por um lado, sensação – intuição e, por outro, pensamento – sentimento, em extemos opostos como se formassem dois pólos de um mesmo eixo, os quais, em bom rigor científico, deveriam ser pertença do mesmo aspecto, ou esfera psíquica, e não são. Reinando mesmo alguma confusão e, porventura, incongruência na escolha das características operacionais que caracterizam as funções. Provavelmente, aquilo que Carl Jung designou de tipos e que os autores corroboraram são estilos de actuação da personalidade.

Tal como se tem vindo a descrever os conceitos com incidência na estrutura funcional da essência substancial presume-se que as confusões e prováveis baralhações de fenómenos, colocando-os no mesmo plano e na mesma esfera, mas pertencendo na verdade a diferentes, advém talvez da fraca fundamentação, classificação e definição, com base em princípios científicos de âmbito universal e sistémico, e consequentemente em critérios pouco rigorosos, em que aquilo que mais importa a quem o faz é que dê certo, no que respeita à aceitação social pela comunidade, ou grupo de sujeitos, no seio do qual se move, apesar de tão reduzido ser para ambicionar a utilização generalizada. Na actualidade, mesmo que a aceitação seja de certa forma massiva, ainda não significa que não tenha elevado nível de subjectividade, e que tenha esgotado todas as possibilidades de acrescentar maior objectividade na compreensão dos factos. Disto é exemplo tudo que se norteia pela rápida progressão e reconhecimento social, sem recurso à fundamentação científica, nem sequer à objectivação ética.

Se admitirmos uma definição de intelecto, ou inteligência, com predominância absoluta na esfera cognitiva como sistema integrado num sistema ainda mais abrangente, então poder-se-á conceptualizá-la não simplesmente como uma capacidade específica e particularizada, mas como uma estrutura globalizante de todas as capacidades do foro cognitivo. E consequentemente uma definição deste tipo não admitirá a existência de inteligências múltiplas, mas da unicidade da inteligência. O que existem são múltiplas capacidades, ou aptidões, porventura, competências com pertença a esferas psíquicas diferentes, as quais qualificarão a sua essência: cognitiva, afectiva, ou emocional, motivacional, volitiva etc.

Inteligência – capacidade global estruturante, resultante da estrutura dinâmico-funcional integrada do sistema cognitivo assente processualmente em mecanismos lógicos intervenientes na formação de um modelo de antecipação, visando a eficácia e a eficiência nas actividades orientadas para a resolução de problemas.

Desta tentativa de definição da inteligência como capacidade, mas de âmbito global e estruturante, deduz-se que provavelmente a compreensão conceptual, em maior, ou menor, profundidade ou superficialidade depende dos critérios em que se baseiam as interpretações.

Daí que K. K. Platonov (1986), com base na sua concepção dinâmico-funcional da estrutura da personalidade, a qual se fundamenta na existência de interacção hierárquica das suas subestruturas e correspondentes propriedades da personalidade, tivesse adoptado dois critérios de cariz universal – complexidade e generalidade – para demonstrar que as capacidades poderão ser de quatro tipos. Quanto ao critério da complexidade existem as elementares e as complexas; quanto ao critério de generalidade são as gerais e específicas.

As capacidades elementares gerais são aquelas que correspondem às formas básicas de reflexo, existindo em todas as pessoas, embora não se expressem de igual forma em personalidades diferentes. Entretanto, propriedades individuais da personalidade, tais como, por exemplo, destreza, atenciosidade, valentia, coragem, amor às crianças, ainda que sejam elementares já não são capacidades gerais, mas específicas, pelo simples facto de não poderem existir em qualquer pessoa; só nalgumas.

As capacidades complexas gerais são aquelas habitualmente conotadas de capacidades profissionais, as quais se formam como resultado da divisão do trabalho e que surgem da acção de outras espécies de actividade.

Quando se fala de capacidades elementares é sempre no singular em número unitário – capacidade de memorização, capacidade de raciocínio, capacidade de imaginação etc. Mas quando se trata de capacidades complexas, na estrutura das quais entram as elementares, então sempre se fala no plural em número múltiplo: capacidades musicais, capacidades literárias, capacidades matemáticas etc.

Daí que passasse a ser tradicionalmente aceite a definição de capacidades, podendo estas ser: ou propriedades da personalidade, ou da estrutura que integra várias destas propriedades, as quais determinam as possibilidades da personalidade, com maior ou menor qualidade (eficácia), realizar determinada actividade e desenvolver-se nesta mesma (Platonov, 1986, p. 154).

B. M. Teplov (1961) escreveu: "Capacidades não são quaisquer peculiaridades individuais, mas apenas aquelas que têm relação com a eficácia de realização de uma ou de muitas actividades (p. 10).

Da pressuposição defendida por S. L. Rubinstein (1957) que uma propriedade psicológica é uma capacidade, dever-se-á acrescentar que poderá ser uma capacidade, mas não uma qualquer, apenas uma capacidade elementar.

Portanto, "qualquer propriedade da personalidade que entra na composição de qualquer das quatro subestruturas da personalidade poderá e deverá ser vista como uma capacidade elementar ou como elemento (mais complexa – como componente) da estrutura das mais ou menos complexas capacidades para realizar determinada actividade, se esta propriedade da personalidade for profissionalmente, positiva ou negativa, significativa (Platonov, 1986, p. 155) ".

Com base na concepção teórica elaborada por L. N. Leontiev (1975) em que concebe as entidades psicológicas da actividade, da consciência e da personalidade, não como sendo estruturalmente identidades, mas como havendo unidade no plano estrutural e funcional entre elas, há condições científicas para assumir as capacidades como qualidade sistémica e ao mesmo tempo compreender, no âmbito do paradigma dialético, a essência do desenvolvimento das capacidades. Então, quanto mais determinadas capacidades determinam a consecução do objectivo de determinada actividade, tanto com maior sucesso elas (capacidades) nelas (actividades) se formam na unidade e na subordinação das quatro subestruturas da personalidade. Nesta perspectiva de abordagem chega-se à concepção das capacidades como propriedades de todas as quatro subestruturas básicas da personalidade, na sua correspondência, ou não, às exigências de qualquer determinada actividade, para a qual as capacidades se revelam potenciais, mas que poderão tornar-se capacidades actuais (como qualidade sistémica de dada actividade) (Platonov, 1986, p. 158).

Assim, na concepção dinâmico-funcional da estrutura da personalidade, criada por K K. Platonov (1986), fazem parte integrante quatro subestruturas, as quais se encontram disposicionadas hierarquicamente por níveis de funcionalidade onde nuns casos há maior predominância formativa e desenvolvimental de aspectos neurológicos e psicofisiológicos, noutros estritamente psicológicos, outros ainda de ordem psicopedagógica e outros psicossocial ou sociopsicológica. Sendo que para cada subestrutura como categoria existem vários conceitos, ou subcategorias, que as caracterizam, actuando funcionalmente a determinado nível do sistema psíquico e consequentemente para cada nível há um agente de intervenção formativa mais adequado. Num o agente mais indicado é o treinamento, noutro a exercitação, noutro – ensino e aprendizagem, e noutro a educação.

Tabela 1. Resumo de correspondências das categorias da concepção dinâmico-funcional da personalidade de K. K. Platonov (1986)

Subestruturas como categorias	Propriedades das subestruturas	Nível de funcionamento no sistema psíquico	Agentes de formação e desenvolvimento
Orientação da personalidade	Convicções, pontos de vista, ideais, tendências, interesses, ambições	Sócio-psicológico, psicossocial	Educacional
Experiência	Hábitos, Habilidades, conhecimentos	Psicopedagógico	Ensino-aprendizagem
Peculiaridades dos processos psíquicos	Vontade, sentimentos, percepção, pensamento, sensações, emoções, memória	Psicológico individual	Exercitação
Propriedades bio-psíquicas	Temperamento, propriedades de género e etárias	Psicofisiológico, neuropsicológico	Treinamento

Da exposição infere-se que há capacidades que actuam a níveis diferentes do sistema e que provavelmente também existem capacidades, as quais tendo a mesma estrutura essencial, manifestam-se de formas diferentes em conformidade com o nível de funcionalidade a que estão a ser observadas. Em certa medida os julgamentos interpretativos reforçam a ideia da existência de múltiplas capacidades, aptidões e competências, mas desvanecem a de inteligências múltiplas. No entanto, incrementam descrições que consolidam a concepção de unicidade da inteligência.

Outro aspecto relevante para a confirmação de que é pouco provável existirem inteligências múltiplas reside no método utilizado pelo próprio criador da teoria. H. Gardner (1987) fundamentou as suas ideias com base nas capacidades, ou aptidões, que eram mais valorizadas pelas populações representantes de cada cultura e que estas as considerassem importantes à sua sobrevivência. O autor baseou-se na sua própria intuição de que existem diferentes tipos de mentes, procurando exaustivamente encontrar um conjunto de estados cognitivos para depois construir o modelo explicativo do desenvolvimento das diferentes competências. Esta descrição vem demonstrar que H. Gardner operou a um nível funcional do sistema psíquico, no qual misturou e tratou da mesma maneira, como se houvesse identidade entre eles, conceitos pertencentes a esferas psicológicas diferentes: estados, propriedades, processos, opiniões etc., e provavelmente convicto de estar a operar ao nível da essência determinante da estrutura dos fenómenos, estando objectivamente a operar noutro nível funcional do sistema, onde imperam mais comportamentos e a essência não vai além de opiniões e valores caracterizadores do nível sócio-cultural, ou talvez psicossocial, no qual se vislumbram as emoções, sentimentos e afectos colectivos.

Como justificativo da unicidade da inteligência tomar-se-á por base o modelo teórico de funcionamento hierárquico por níveis do sistema psíquico criado por F. Oliveira Pereira (1987, 2008), projectado numa pirâmide quadrangular em que nos vértices da base estão representadas as quatro esferas de actividade psíquica, correspondendo cada uma delas a uma característica de existência da matéria: tempo – esfera emocional, espaço – esfera cognitiva, energia – esfera motivacional, informação – esfera volitiva. No centro da pirâmide opera funcionalmente um eixo integrador que é a consciência, a qual ao longo do percurso temporal do sujeito constrói significações e dá sentido pessoal àquilo que se vai passando no interior do sistema em interacção permanente com o mundo exterior. Os níveis de funcionalidade podem ir da essência estrutural mais interna correspondendo à personalidade/individualidade, passando pelo nível das predisposições psíquicas, seguindo pelo das imagens representacionais psicológicas, pelo das representações psicossociais, pelo das atitudes sócio-psicológicas e finalizando no nível dos comportamentos, tendo correspondência com o vértice superior da pirâmide.

Figura 1. Modelo teórico da estrutura funcional da personalidade/individualidade, como sistema de integração psíquica.

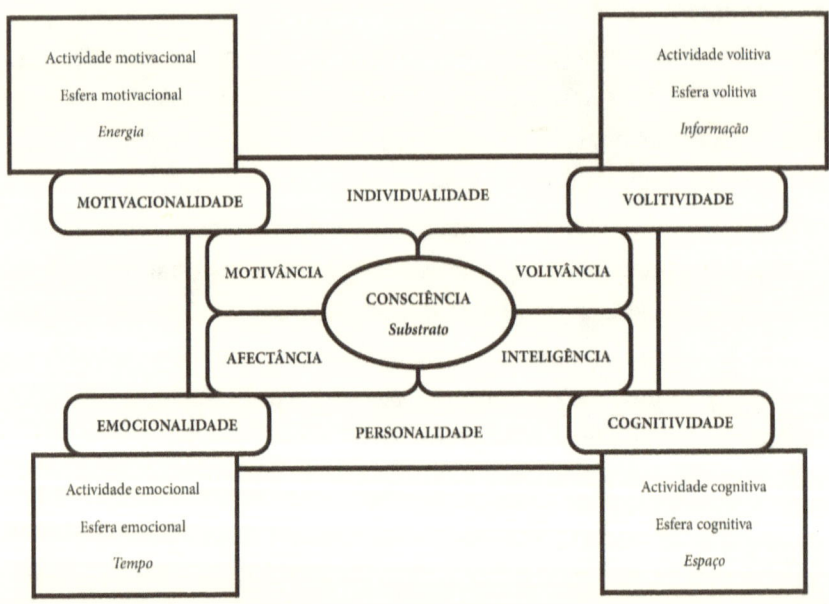

Tal como o autor já tinha descrito em 1987 e 2008 no seu modelo do funcionamento psíquico, hierarquizado por níveis, às quatro características fundamentais e essenciais de existência da matéria, e consequentemente dos fenómenos produzidos por qualquer objecto existencial, correspondem as quatro esferas psíquicas: emocional, cognitiva, motivacional e volitiva. Cada uma destas esferas, estrutural e funcionalmente, apresenta-se na condição de determinante de actividades correspondentes, as quais recebem o mesmo nome da esfera, qualificando-as quanto à sua natureza. Como o ser humano é sujeito das actividades que realiza e sendo estas actividades externas, ou comportamentos, organizadas e reguladas com base nas actividades psíquicas referidas, através da elaboração das suas acções pela estrutura funcional da consciência as coisas vão progressivamente adquirindo significações de âmbito sócio-cultural, imprimindo orientação na formação da entidade "personalidade" e consequentemente o sujeito, como resultado das suas avaliações internas, irá atribuindo sentido pessoal àquilo que se passa consigo na relação com o mundo envolvente das suas acções; vindo assim progressivamente, e no processo formativo, em simultaneidade, no tempo, a construir a entidade "individualidade".

Portanto, no sistema personalidade/individualidade, ao nível de predisposição funcional, já no plano interno de elaboração, mais ou menos consciente e voluntária, de estruturação daquilo que irá ser, ou que o sujeito presume que irá ser, a actividade, a realizar por ele próprio, estão representadas as esferas psíquicas, as quais assumem, a este nível, configuração funcional, com certo grau de flexibilidade, modificabilidade e adaptabilidade às exigências momentâneas, e por vezes periódicas, enformadas pela cultura vigente e pelas mentalidades organizacionais temporais, dos modos e das formas de realização de actividades e de consecução de objectivos. A este nível de funcionamento poder-se-á estar a falar tanto de capacidades, como de aptidões e, com ainda maior grau de adaptabilidade, de competências. Nestes casos a viabilidade de mudança na configuração estrutural destas entidades com a finalidade adaptativa às situações e circunstâncias depende, em grande parte, do grau de consistência de integralidade do sistema "personalidade/individualidade". Quanto menor este grau tanto maior a margem de variabilidade, podendo mesmo, em casos particulares, assumir o aspecto de quase volatilidade.

As entidades a que se faz referência são entidades de natureza psicológica, que actuam no espaço pertencente ao raio de acção do sistema "personalidade/individualidade", cujos processos de controlo e regulação obedecem à lógica adaptacional de funcionamento em conformidade com a cultura organizacional e avaliativa imprimida, consequentemente os princípios que norteiam a actividade não satisfazem a condição de universalidade, mas provavelmente particulariza a questão, limitando-se à aceitação e reconhecimento por grupos, ou comunidades, maiores ou menores, e, por isso, não satisfará a condição de cientificidade e objectividade. São estas entidades psicológicas a emocionalidade, a cognitividade, a motivacionalidade e a volitividade, sendo estruturas funcionais que aparecem na condição de imagens representacionais da actividade das esferas correspondentes na personalidade.

Nesta perspectiva de abordagem parece ser mais consentâneo falar-se de configuração de estilos de actuação do sujeito usando estas ou aquelas capacidades, ou aptidões, do que propriamente de inteligências. Portanto, existem estilos, formas, modos, aspectos e configuração de conteúdos subjacentes, de actuação do sujeito como personalidade. E esses poderão ter predomínio decisório da acção da emocionalidade, da cognitividade, da motivacionalidade ou da volitividade, mas nunca poderão ser assumidos como inteligências. Para que isso acontecesse seria necessário que a sua estrutura essencial e consequente actuação funcional obedecessem, em primeiro lugar, aos princípios da universalidade e da objectividade científicas; portanto, a avaliação teria que ser concebida à luz da componente ético-moral integrada no processo global de avaliação. Em segundo lugar, o critério a seguir deveria ser o de adequabilidade e não o de adaptatividade. Adaptar adapta-se às condições existentes, ou imprimidas, por isso, o facto de estar adaptado, não significa ser correcto, ou adequado. A adequabilidade é um critério de super-relatividade, que de certo modo aponta para a objectividade. O facto de estar adaptado emocionalmente e socialmente às condições, não significa estar adequado ou ser correcto, no âmbito dos princípios de universalidade funcional do sistema. Se estiver bem nestes planos emocional e social, mas para isso prejudicou algo, ou alguém, não significa ser inteligente, significa outra coisa, que nada tem de inteligente; na melhor das hipóteses poderá ser oportunismo, espertismo, ou outro ismo qualquer, excepto altruísmo.

É assim, que a um nível de funcionalidade, mais próximo da essência nuclear geradora de entidades e fenómenos, do sistema personalidade/ individualidade, se coloca a hipótese de avançar com estruturas verdadeiramente representativas da nuclearidade psicológica, as quais no processo de formação são determinantemente influenciadas pela actividade em si, correspondente à esfera de pertença, mas também pela forma como a actividade é realizada; sendo que função crucial na estruturação e organização interna destas entidades psicológicas é desempenhada pela consciência como factor avaliativo e integrador, não só daquilo que se forma, mas também daquilo que é exteriorizado, em particular o como.

Então, as entidades psicológicas mais próximas da nuclearidade do sistema personalidade/individualidade serão designadas aqui de "afectância", "intelectância", ou inteligência, "motivância" e "volivância". Cada uma delas desempenhará as suas funções em conformidade estrita com parâmetros de julgamento internos, sendo escassa, ou até inexistente, a este nível, a acção de factores externos. Destes apenas tomam em consideração os objectivos globais e universais do problema e da situação-problema colocados, sendo sempre subordinada a acção aos princípios da universalidade e da objectividade, tendo como regulador principal do processo a estrutura ético-moral face ao sistema contextual universal onde se desenrola o processo de tomada de decisão e de resolução do problema.

Sendo o objectivo principal deste artigo colocar em equação a existência, ou não, de inteligências múltiplas e consolidar a ideia de unicidade da inteligência, das quatro entidades psicológicas avançadas como representativas da nuclearidade do sistema personalidade/ individualidade, passar-se-á agora apenas a tecer considerações acerca da estrutura designada de intelectância, ou inteligência.

A esfera cognitiva responsável pela realização da actividade cognitiva é constituída por duas partes integradas e em interacção sistémica: a dinâmico-funcional e a estruturo-componencial. Da primeira fazem parte os processos e funções cognitivas; da segunda – as estruturas e os conteúdos. Como sistema na primeira plataforma estruturo-funcional existe o subsistema sensório-perceptivo constituído pelos processos sensoriais e perceptivos, ou seja, pelas sensações e percepções, e pelas estruturas, cujos conteúdos são imagens sensoriais e perceptivas, resultantes da acção dos processos. São conhecidas treze modalidades sensoriais; daí que existam tantos tipos diferentes de organização no plano espácio-temporal da informação recebida, mediante intensidade específica do estímulo. Imagens sensoriais e perceptivas só existem enquanto o estímulo desencadeador se encontrar em acção directa sobre o receptor. A partir do momento em que deixa de estar a informação com que continuamos a lidar já não poderá ser equacionada como sensação ou percepção, mas na condição de representação em forma de imagem quedada, mercê duma qualidade, ou propriedade, básica do sistema neuro-psíquico para guardar a informação. Então entra em acção o segundo subsistema designado de mnésico, no qual intervêm os processos de memorização, conservação, reprodução e esquecimento, dando azo a vários tipos de memória em conformidade com a natureza da informação e as funções desempenhadas pela própria memória: figurativo-imagética e semântico-significativa; operativa, curto-prazo, longo prazo; involuntária e voluntária. Para processar informação na forma de designações e significações com a finalidade de dar poder de abstração à mente humana surge a linguagem, principalmente a semântica, a qual utiliza a língua como instrumento físico de suporte, indo assegurar as funções de codificação e descodificação e de conversão da informação que aporta do segundo ao terceiro subsistema, o qual é constituído por dois processos – pensamento e imaginação – níveis elevados de análise, síntese, comparação e generalização dos conteúdos; permitindo assim ao ser humano formar estruturas do conhecimento que processa e domina com graus de profundidade e de conceptualização muito mais especializados.

É esta esfera cognitiva em plena actividade processual, funcional e estrutural que mercê da prática de treinamento e exercitação especializa-se cada vez mais, quer na especificidade de actuação dos seus componentes, quer na especialização e aprofundamento do conhecimento nas suas estruturas, quer na consolidação e enraizamento na personalidade/individualidade como propriedades sensório-perceptivas, mnésicas, do pensamento, ou raciocínio, e de imaginação. Constroem estruturas compostas por estas propriedades da personalidade/individualidade a que foi atribuída a designação de "intelectância", ou inteligência.

Inteligência estruturalmente ao nível da essência da personalidade/individualidade é a entidade que assegura as dimensões de funcionalidade da actividade cognitiva. Portanto a inteligência como função é o resultado do funcionamento integrado da esfera cognitiva que quando em actividade o papel de gestão, direcção e orientação dos processos de tomada de decisão e de resolução dos problemas é assumido pelo pensamento. Sendo que o cariz de especialização do raciocínio imprimido pela inteligência depende em grande medida dos graus de desenvolvimento das propriedades intelectuais da individualidade, tais como: amplitude, profundidade, flexibilidade e autonomia, as quais imprimem o seu cunho no processo de raciocínio.

Inteligência, intelecto ou intelectância, é a entidade psicológica globalizante e estruturante do sistema personalidade/individualidade, cuja estrutura dinâmico-funcional representa substancialmente, na condição de propriedades, a actividade cognitiva integrada. Dela dependem, directa ou indirectamente, várias capacidades e aptidões, especialmente aquelas cuja estrutura é predominantemente constituída por propriedades do âmbito da esfera cognitiva.

Então, poder-se-á assegurar conceptualmente a unicidade da inteligência, sendo um modelo de antecipação da resolução de problemas resultante da actividade integrada da esfera cognitiva como sistema, visando a eficácia e a eficiência das acções de tomada de decisão e de resolução de problemas, assegurada a sua direcção e orientação por princípios de universalidade e objectividade científica sob controlo e regulação permanentes das estruturas de natureza ético-moral do sistema.

Daqui infere-se que as designadas por vários autores de inteligências múltiplas, tais como a emocional, social, corporal, musical, interpessoal etc., não são verdadeiramente inteligências, mas na melhor das hipóteses de proximidade conceptual poder-se-ia admitir que sejam capacidades, ou aptidões, específicas, ou até mesmo competências, ou até outras entidades, ainda que de natureza psicossocial, ou psicopedagógica, conforme o nível funcional do sistema em que se posiciona o conceito, e principalmente dos princípios filosóficos e metodológicos e também dos critérios, universais ou restritivos, aplicados na abordagem conceptual com vista à definição da categoria que interpreta.

Além disso, também se poderá inferir que haja lugar a graus de deturpação dos conceitos, aquando da compreensão das definições, desvalorizando ou sobrevalorizando, aquilo que é possível. Estes graus de confusão conceptual gerados por cada profissional; ou porque o ensino da sua formação não foi adequado, ou porque a aprendizagem foi mal dirigida, até pelo próprio sujeito, os erros cometidos na prática ao longo do tempo poderão também eles serem irremediáveis.

4 Incongruências de conceptualização e de compreensão

Empiricamente grande parte daquilo que fazemos e como o fazemos está relacionada e dependente daquilo que foi aprendido. Em toda a história do desenvolvimento está presente a ideia de que a aprendizagem é subjacente ao ensino ministrado. Em tempos idos o papel dominante na aprendizagem dos sujeitos, fosse do que fosse, era desempenhado pela observação directa daquilo que os outros faziam e como o faziam. Exemplo disso foi, e ainda é em parte, a formação de artífices, os quais inicialmente, na condição de ajudantes, eram ao mesmo tempo aprendizes, dos mestres. E o saber e a perícia de execução que daí advinha eram suficientes para mais tarde ter êxito e sucesso na realização da actividade por si dominada, passando a ser agora mestre.

À medida que o conhecimento e seu correspondente domínio avançaram no sentido da cientificidade a aprendizagem deixou progressivamente de estar totalmente dependente das observações e execuções práticas, como forma de aquisição de perícia, e passou, cada vez mais, a depender do ensino planeado e organizado para a formação dos conceitos para que os sujeitos aprendessem a dominar os fenómenos e processos estruturais com o rigor científico e a objectividade possíveis de acordo com o grau e níveis de profundidade do conhecimento reinante em cada época. Rigor científico e objectividade do conhecimento aprendido que estava a cargo e era da responsabilidade do nível de domínio daqueles que ministravam e ministram o ensino. Outra questão prende-se com os métodos, ou metodologias, pedagógicos adequados à formação mais rigorosa possível dos conceitos e subsequentes construções mentais do conhecimento acerca das coisas.

Na actualidade o conhecimento científico atingiu níveis de profundidade e graus de especialização elevados, nunca antes alcançados. Contudo, a especialização muitas vezes concentrada em focos isolados conduziu, consciente ou inconscientemente, a um certo reducionismo de abordagem de fenómenos específicos isoladamente da vertente mais geral e global do conhecimento do qual emanou a mesma especialização. Estas rupturas, por vezes devido à inconsciência ou à ignorância científica, outras premeditadas pelos adeptos do rápido reconhecimento e aceitação das comunidades, ainda que sejam apenas pequenos focos, também hoje designados de nichos de mercado.

Ao que parece hoje impera o ensino focado nas manifestações fenomenológicas do objecto, ainda que grande parte das vezes a subjectividade seja evidente, mas que embriaga com a sua teatralidade e rapidez de reconhecimento de quem de outra forma não o seria, sobrepondo-se às estruturas nucleares relativas à essência desses fenómenos e que a história do ensino já tinha mostrado a sua incompatibilidade com a busca da objectividade científica.

Nunca se viu construir uma casa pelo telhado, a não ser em projecto, no papel. Que aconteceria se assim fosse? Parece que é sobejamente evidente. Por isso, não foi tentado; creio eu.

No sistema educativo, em especial ao nível do ensino superior, têm-se assistido a planos de estudos e a estruturas curriculares, onde as áreas disciplinares apresentam fraca homogeneidade quanto ao critério da interdisciplinaridade e as unidades curriculares são construídas com elevados graus de incongruência de conteúdos, mas mais grave é que nem sequer conseguem definir o objecto real e objectivo da sua acção. Há como que uma miscelânea de conhecimentos ao nível da fenomenologia, ao que parece agradáveis a quem os recebe, mas absolutamente incongruentes, e muitas vezes conflituantes, do ponto de vista estrutural. É uma cadeia sem fim.

Portanto, construir a representação mental de um conceito apenas com base em propriedades do fenómeno ao nível de manifestação da observação directa, e não se basear no estabelecimento de ligações lógicas e objectivas, procurando encontrar graus de homogeneidade entre as componentes, fazendo inferências ao nível estrutural da essência, não se poderá daí esperar que a compreensão do sujeito aprendente venha a alcançar graus significativos de objectividade, assim como a conceptualização que fará do fenómeno apresentará obviamente graus elevados de subjectividade e de incongruência. Esta incongruência de conceptualização e de compreensão da real essência dos fenómenos tem repercussões negativas e nefastas na prática, a qual se quer objectiva e acaba por ser excessivamente subjectiva.

Consequentemente dever-se-á zelar pela manutenção e implementação de práticas de formação de profissionais, em primeiro lugar, orientadas para a formação de conceitos e definições dos objectos, ou fenómenos, que representam com base em conhecimentos ao nível funcional da estrutura da essência e não com base em conhecimentos elaborados ao nível comportamental, de atitudes e de opiniões subjectivamente construídas.

Dirigir um processo de ensino e formação de conceitos e também regular a realização duma actividade prática com a convicção de estar a usar uma categoria abrangente, operando ao nível da essência, e de facto estar a abordar um conceito menos abrangente que opera a um nível mais superficial conduz à incongruência conceptual entre as categorias usados na explicação e aquelas que realmente está a tratar. Incongruências que imprimem desvios de interpretação e de avaliação, e consequentemente desvios e instabilidade na aplicabilidade prática.

Conceptualizar algo que é uma capacidade, uma aptidão, uma competência, um comportamento, como se fosse a inteligência incorre em compreensões desviantes e subjectivas e conduz a interpretações dos factos reais com elevados índices de subjectividade. Maior é o prejuízo para a compreensão científica e objectivante do mundo e seus fenómenos, quando a representação mental dos conceitos construída pelos formandos, os quais virão a ser futuros técnicos responsáveis pela direcção, orientação, planificação, programação e execução de atividades de ensino formativo e educativo, se baseou predominantemente em opiniões onde reinam a subjectividade sobre a objectividade, a exterioridade sobre a interioridade, o geral sobre o particular, a superficialidade sobre a profundidade, a fenomenologia sobre a essência, as manifestações sobre as estruturas. Aspectos que metodologicamente fomentam a dissonância entre o que é e o que deveria ser representado, ou formado, a incongruência na compreensão e utilização de conceitos e categorias, a formação de convicções subjectivas, tidas pelos sujeitos como reais e objectivas, a debilidade da interdisciplinaridade, apesar de se apregoar aos sete ventos que a praticam, a ausência de transdisciplinaridade, embora o termo seja usado e abusado. Paradoxalidade instalada nos tempos que correm: sabe-se cada vez mais de ciência, mas ensina-se cada vez menos ciência.

5 Conclusões

1. A inteligência, que também é designada, por diversos autores, de intelecto, e aqui também de intelectância, como entidade psicológica de natureza cognitiva é unívoca. É uma estrutura nuclear em unicidade cognitiva, posicionada ao nível da essência no sistema personalidade/ individualidade.

2. Inteligências múltiplas, categoria criada por H. Gardner, adoptada e seguida por muitos autores contemporâneos, sendo na actualidade usada e

abusada a sua utilização para explicar competências, metodologicamente interpretada à luz de princípios e critérios científicos de universalidade e de objectividade, não se confirmam. Afigura-se que os defensores desta variante categorial designam de inteligência categorias de outro nível estruturo-funcional, tais como capacidades, aptidões, competências, ou até mesmo simplesmente alguns comportamentos periciais de execução de tarefas.

3. Inteligência, intelecto ou intelectância, é a entidade psicológica globalizante e estruturante do sistema personalidade/individualidade, cuja estrutura dinâmico-funcional representa substancialmente, na condição de propriedades, a actividade cognitiva integrada. Dela dependem, directa ou indirectamente, várias capacidades e aptidões, especialmente aquelas cuja estrutura é predominantemente constituída por propriedades do âmbito da esfera cognitiva. A inteligência, no plano dinâmico-funcional, é um modelo de antecipação da resolução de problemas resultante da actividade integrada da esfera cognitiva como sistema, visando a eficácia e a eficiência das acções de tomada de decisão e de resolução de problemas, assegurada a sua direcção e orientação por princípios de universalidade e objectividade científica sob controlo e regulação permanentes das estruturas de natureza ético-moral do sistema.

4. A incongruência e a paradoxalidade registadas na conceptualização, ou representação mental, de conceitos e categorias como a inteligência conduz a confusões, discrepâncias e inadequações de aplicabilidade prática, tornando esta insuficientemente objectiva e dirigida por graus de cientificidade abaixo do limiar necessário e desejável.

5. O ensino de formação de profissionais, especialmente ao nível superior, nas mais variadas áreas do conhecimento, para assegurar os princípios da cientificidade e da objectividade deverá zelar pela construção de conceitos e mapas conceptuais que apelem à compreensão e domínio da essência estrutural e funcional e não à miscelânea de fenomenologias por vezes excessivamente subjectivas; reina a insuficiente orientação do processo de aquisição e domínio de conhecimentos.

Referências bibliográficas

Almeida, L. S., Guisande, M. A. & Ferreira, A. I. (2009). *Inteligência: Perspectivas teóricas*. Coimbra: Almedina.

Anastasi, A. (1965). *Differential psychology*. New York.

Anastasi, A. (1976). *Psicologia diferencial, 3ª ed.*. S. Paulo: EPU.

Anastasi, A. (1977). *Testes psicológicos, 2ª ed.*. S. Paulo: EPU.

Bar-On, R. & Parker, J. D. A. (2002). *Manual de inteligência emocional: teoria e aplicação em casa, na escola e no trabalho*. Porto Alegre: Artmed Editora.

Binet, A. & Simon, Th. (1908). Le development de l'intelligence chez les enfants. *Année psychol., 14*.

Boring, E. G. (1923). Intelligence as the tests test it. *New Republic, 35*.

Brunner, Reinhard & Zeltner (Org.) (2000). *Dicionário de Psicopedagogia e Psicologia Educacional, 2ª ed*. Petrópolis: Editora Vozes. Tradução do original alemão: Lexikon zur padagogischen psychologie und schulpadagogik. Munchen: Verlag, 1980.

Butcher, H. J. (1968). *Human Intelligence: its nature and assessment*. Londres

Cunha, Jurema Alcides (1993). *Psicodoagnóstico – R, 4ª edição*. Porto Alegre: Artes Médicas.

Dicionário Universal de Língua Portuguesa, 4ª edição. Lisboa: Texto Editora, 1998.

Filliozat, I. (2003). A *inteligência do coração: Rudimentos de gramática emocional*. Lisboa: Pergaminho.

Gardner, H. (1983). *Frames of mind: The theory of multiple intelligences*. New York: Basic Books.

Gardner, H. (1987). Symposium on the theory of multiple intelligence. In J. C. Bishop, J. Lochhead & D. N. Perkins (Eds.), *Thinking: The second international conference*. Hillsdale, NJ: Lawrence Erlbaum, pp. 77 – 101.

Gardner, H. (1995, November). Reflections on multiple intelligences: Myths and messages. *Phi Delta Kappan*, 77 (3), 202 – 209.

Gardner, H. (1997, September). Multiple intelligences as a partner in school improvement. *Educational Leadership*, 55 (1), 20 – 21.

Gardner, H. (1999a). *The disciplined mind: What all students should understand*. New York: Simon & Schuster.

Gardner, H. (1999b). *Intelligence reframed: Multiple intelligences for the 21 st century*. New York: Basic Books.

Goleman, D. (1995). *Inteligência emocional*. Lisboa: Círculo de Leitores.

Goleman, D. (2006). *Inteligência social: a nova ciência do relacionamento humano*. Lisboa: Temas e Debates.

Guilford, J. P. (1967). *The nature of human intelligence*. New York.

Heckhausen, H. (1975). Anlage und Umwelt als Ursache von Intelligenzunterschieden. F. E. Weinert (Ed.) *Padagogische Psychologie*, Bd. 1. Frankfurt: Funh-Kolleg.

Hensbest, N. & Couper, H. (2009). *História da astronomia*. S. Paulo: Larouse Brasil.

Higgs, P. (2007). Prehistory of the Higgs boson. *Comptes Rendus Physique*, 8 (9): 970 – 972.

Jager, A. O. (1967). *Dimensionen der Intelligenz*. Gottingen.

Jung, C. (1923). *Psychological types* (H. G. Baynes, Trans.). New York: Harcourt, Brace & Co.

Lederman, L. (1993). *The God Particle: If the Universe is the Answer, what is the question?* New York: A Mariner Book.

Leites, N. S. (1982). Crianças talentosas. I. B. Guippenreiter & V. I. Romanov (Coord.) *Psicologia das diferenças individuais*. Moscovo: U. E. M.

Leontiev, A. N. (1960). Sobre a formação das capacidades. *Questões de psicologia, Nº 1*.

Leontiev, A. N. (1975). *Actividade, Consciência, Personalidade*. Moscovo: Politizat.

Martineaud, S. & Engelhart, D. (2009). *Teste a sua Inteligência Emocional, 2ª reimpressão*. Lisboa: Pergaminho.

Matarazzo, J. D. (1990). Psychological assessment versus psychological testing: Validation from Binet to the school, clinic and courtroms. *American Psychologist*, 45, 999 – 1017.

Mayer, J. D. & Salovey, P. (1993). The intelligence of emotional intelligence. *Intelligence*, 17, 433 – 442.

Mayer, J. D., Salovey, P. & Caruso, D. (2000). Competing models of emocional intelligence. In R. J. Sternberg (Ed.), *Handbook of human intelligence* (pp. 396 – 421).

Meili, R. (1946). L` analyse de l` intelligence. *Arch. de Psychol.*, 31, pp. 1 – 64.

Mishel, W. (1973). Toward a cognitive social learning reconceptualization of personality. *Psychological Review, 80, 252 – 283.*

Oléron, P. (1957). *Les composents de l`intelligence.* Paris.

Pereira, F. O. (1987). Aparelho teórico e metodológico de estudo dos fenómenos psíquicos. *Depósito Nº 8987 – B 87 do Instituto Central para a Ciência e Técnica da Academia das Ciências.* Moscovo: Academia das Ciências.

Pereira, F. O. (2008). *Especificidade psicológica da imagem representacional dos estilos personalístico-comportamentais dos profissionais de educação.* Porto: Edições Ecopy.

Perkins, D., Jay, E. & Tishman, S. (1993). Beyond abilities: A dispositional theory of thinking. *Merrill-Palmer Quaterly*, 39 ((1), 1 – 21.

Petrovsky, A. V., Iaroshevsky, M. G. (Org.) (1985). *Dicionário Psicológico.* Moscovo: Ed. Literatura Politica.

Piaget, J. (1948). *Psychologie der Intelligenz.* Zurique.

Platonov, K. K. (1986). *Estrutura e desenvolvimento da personalidade.* Moscovo: Ciência.

Schurer, M. (1964). Porovnáni hodnot nejuzivanejsich zkousek intelektu u dificilní mládeze. *Cs. Psychol.*, 8, 1, pp. 24 – 34.

Schurer, M. (1978). Intelecto. Shvantsara, Iozef e colab. (Org.). *Diagnóstico do Desenvolvimento Psicológico.* Praga: Avitsenum.

Shvantsara, Iozef e colab. (1978). *Diagnóstico do Desenvolvimento Psicológico.* Praga: Avitsenum.

Silver, H. F., Strong, R. W., Perini, M. J. (2010). *Inteligências Múltiplas e Estilos de Aprendizagem*. Porto: Porto Editora.

Spearman, C. (1927). *The nature of intelligence and the principles of cognition*. London: Macmillan.

Stoddard, G. D. (1947). *The meaning of intelligence*. New York: Macmillan.

Teplov, B. M. (1961). *Problemas das diferenças individuais*. Moscovo: Ciência.

Teplov, B. M. (1985). *Obras escolhidas, vol. 1*. Moscovo: Pedagogica.

Thurstone, L. L. (1938). Primary mental abilities. Chicago. *Psychometric Monogr., 1.*

Vernon, P. E. (1961). *The structure of human abilities*. London.

Wechsler, D. (1955). *Manual for the Wechsler Adult Intelligence Scale*. New York: Psychological Corporation.

Wechsler, D. (1996). *Echelle d'Intelligence de Wechsler pour Enfants, 3ª ed.* Paris: Editions du Centre de Psychologie Appliquée.

Textos publicados em números anteriores

Belyaev, D. (2009). O ideal Humboldtiano de ensino e os desafios da sociedade do conhecimento: uma reflexão crítica, *Cadernos de Investigação Aplicada*, nº 3, pp. 141-156.

Braga, P.D. (2008). Instruir e educar nos Açores (1844-1859), *Cadernos de Investigação Aplicada*, nº 2, pp. 89-102.

Braga, P.D. (2009). Os ministros da instrução pública em tempos de ditadura militar (1926-1933), *Cadernos de Investigação Aplicada*, nº 3, pp. 97-118.

Carranca, C. (2009). "Aqui diante de mim." Tempos de aprendizagem na vida e na obra de Miguel Torga, *Cadernos de Investigação Aplicada*, nº 3, pp. 185-206.

Carvalho, A. M. N. (2009). Nem só de semelhanças vive o mundo lusófono. "Rosita até morrer" de Bernardo Honwana: contributos para a abordagem do ensino do português em contexto de sala de aula, *Cadernos de Investigação Aplicada*, nº 3, pp. 119-137.

Cavadas, B. (2009). O darwinismo nos manuais escolares portugueses de Zoologia (1859-1909), *Cadernos de Investigação Aplicada*, nº 3, pp. 63-95.

Ferreira, F. C. (2009). Telecracia: a sedução da televisão. *Ciclo de conferências "Encontros de Sta. Helena" – 15 Março de 2007, Cadernos de Investigação Aplicada*, nº 3, pp. 13-18.

Fernanda, P. (2011). Diferenciação pedagógica e prevenção das desigualdades educativas: breve contributo reflexivo, *Cadernos de Investigação Aplicada*, nº 5, pp. 149-166.

Humboldt, W. v. (2009). Acerca dos exames para progressão na carreira escolar (tradução), *Cadernos de Investigação Aplicada*, nº 3, pp. 177-181.

Lidon, F. C. (2007). Uma reflexão sobre o paradigma das ciências num contexto humanista, *Cadernos de Investigação Aplicada*, nº 1, pp. 17-22.

Lidon, F. C., Silvestre, M. M. A. S. F. (2007). A Física e a Química: uma abordagem de conceitos básicos, *Cadernos de Investigação Aplicada*, nº 1, pp. 77-84.

Loureiro, M. (2009). Notas sobre as reformas de Wilhelm von Humboldt, *Cadernos de Investigação Aplicada*, nº 3, pp. 157-175.

Loureiro, M. (2010). A sociedade do conhecimento e a cultura, *Cadernos de Investigação Aplicada*, nº 4, pp. 163-170.

Loureiro, M. (2011). Ensinar matemática: o rescaldo das avaliações internacionais, *Cadernos de Investigação Aplicada*, nº 5, pp. 189-197.

Henrique, M. (2011). Diferenciação Pedagógica: da Teoria à Prática, *Cadernos de Investigação Aplicada*, nº 5, pp. 167-187

Marques, A. M. R., Lopes, M. M. M. (2007). Contributos da filosofia da ciência para o ensino da ciência, *Cadernos de Investigação Aplicada*, nº 1, pp. 23-36.

Marques, A. M. R., Lopes, M. M. M. (2007). Trabalho laboratorial prático, *Cadernos de Investigação Aplicada*, nº 1, pp. 39-50.

Pereira, F. O. (2008). Influência da pressão psicológica das situações de exame nas manifestações de stress e ansiedade, *Cadernos de Investigação Aplicada*, nº 2, pp. 17-41.

Pereira, F. O. (2009). Representação sócio-psicológica dos estilos comportamentais nas actividades educativas e da docência, *Cadernos de Investigação Aplicada*, nº 3, pp. 35-62.

Pereira, F. O. (2010). O exame como factor de stresse, gerador de tensão psiconervosa e de alterações organizativo-funcionais no sistema, aos níveis psicológico e comportamental, Cadernos de Investigação Aplicada, nº 4, pp. 61-95.

Pereira, F. O. (2011). Especificidades psicológicas e comportamentais da violência e entre pares na escola – bullying, Cadernos de Investigação Aplicada, nº 5, pp. 59-107.

Pinto, F. (2011). Diferenciação Pedagógica e Prevenção das Desigualdades Educativas: breve contributo reflexivo, *Cadernos de Investigação Aplicada*, nº 5, pp. 149-166.

Quartin, V. M. L. (2007). Aspectos da Utilização dos Pesticidas. Reflexos na Segurança Alimentar, Saúde e Ambiente, *Cadernos de Investigação Aplicada*, nº 1, pp. 85-91.

Ribeiro, C. (2008). Educação emocional, *Cadernos de Investigação Aplicada*, nº 2, pp. 81-88.

Rodrigues, M.A. (2008). Televisão educativa e atitude face aos efeitos resultantes da exposição a mensagens televisivas: uma análise exploratória sobre o efeito da *terceira-pessoa*, *Cadernos de Investigação Aplicada*, nº 2, pp. 43-78.

Rodrigues, M.A. (2011). A geografia social urbana na licenciatura em educação social, *Cadernos de Investigação Aplicada*, nº 5, pp. 105-145.

Serrano, J. (2008). Educação inclusiva: o impacto pedagógico das divergências conceptuais, *Cadernos de Investigação Aplicada*, nº 2, pp. 105-122.

Silva, J. P. G., Lidon, F. C. (2007). Os Contributos da Escola para a Manutenção de uma Qualidade de Vida em Sociedade, *Cadernos de Investigação Aplicada*, nº 1, pp. 93-95.

Silva, M. M. A. (2009). Ensino experimental das ciências – uma proposta de actividades para educadores e professores do 1º ciclo, *Cadernos de Investigação Aplicada*, nº 3, pp. 21-33.

Silva, M. M. A. (2011). Ensino Experimental das Ciências e Educação em Ciência, no 1º Ciclo do Ensino Básico e no Pré-Escolar. Um projecto de supervisão pedagógica de actividades laboratoriais e da utilização de Quadros Interativos e Moodle, *Cadernos de Investigação Aplicada*, nº 5, pp. 13-53.

Silvestre, M. M. A. S. F. (2007). Segurança em laboratórios de ensino, *Cadernos de Investigação Aplicada*, nº 1, pp. 59-66.

Silvestre, M. M. A. S. F., Lidon, F. C. (2007). A química no quotidiano, *Cadernos de Investigação Aplicada*, nº 1, pp. 69-75.

Soares, M.J.B. (2008). Temos de construir a sociedade dos grandes valores humanos, *Ciclo de conferências "Encontros de Sta. Helena" – Novembro de 2006, Cadernos de Investigação Aplicada*, nº 2, pp. 9-14.

Sousa, A. C. C., Carvalho, A. M. N. (2008). Navegando na intertextualidade: olhar o mar através dos textos, *Cadernos de Investigação Aplicada*, nº 2, pp. 123-133.

Vitor, R. F., Lidon, F.C. (2007). Uma escola sem laboratório não é uma escola sem experimentação, *Cadernos de Investigação Aplicada*, nº 1, pp. 51-58.

Informações aos autores

Identificação

O autor deve incluir uma página onde constem: título e subtítulo (caso se aplique) do artigo, em português e em inglês; nome do(s) autor(es); instituição de afiliação, a sua morada e sítio na internet; e-mail e fax do(s) autor(es).

Resumo e palavras-chave

O autor deve incluir uma página com o resumo do artigo (máximo 150 palavras), em português e em inglês, e as respetivas palavras-chave (máximo 8), em português e em inglês.

Formato do texto

Os trabalhos devem ser datilografados num processador Windows ou compatível, em duplo espaço, Times New Roman, fonte 12, com margens não inferiores a 3 centímetros e não devem exceder as 25 páginas.

Quadros e figuras

Os quadros e figuras devem ser numerados sequencialmente com numerais árabes. A numeração e o título dos quadros são apresentadas no topo e a numeração e título das figuras em baixo. As figuras devem possuir um nível elevado de qualidade. As imagens coloridas só serão impressas a cores se a Direção dos Cadernos assim o decidir.

Bibliografia

As referências bibliográficas devem ser incluídas no final do texto por ordem alfabética. Cada referência bibliográfica deve corresponder a, pelo menos, uma citação ou menção incluída no texto e cada citação incluída no texto deve assinalar a referência bibliográfica correspondente.

Submissão de textos

Os autores devem submeter o artigo em dois suportes, eletrónico e impresso em papel, guardando em seu poder uma cópia. A versão digital pode ser entregue em disquete ou enviada para o Diretor dos Cadernos de Investigação Aplicada através do endereço eletrónico: mloureiro@ulusofona.pt. Os materiais recebidos não serão devolvidos aos autores.

Autorizações

Os autores devem incluir uma Declaração de cedência dos direitos de impressão do seu trabalho e de originalidade do mesmo e, caso se aplique, anexar uma autorização para reproduzir fotografias, imagens ou outros materiais gráficos previamente publicados.

Consultores

A Direção sujeitará os trabalhos propostos para publicação à apreciação de consultores, os quais poderão pôr à consideração dos autores a introdução nos seus trabalhos de correções, modificações e melhorias diversas. A decisão de considerar estas propostas cabe exclusivamente aos autores. A decisão de publicar os trabalhos cabe exclusivamente à Direção.

Revisão de provas

Os autores de trabalhos aceites para publicação receberão uma versão de prova para correção que incidirá exclusivamente sobre erros de datilografia, não podendo ser alterado o conteúdo. A devolução das provas terá de ser efetuada no prazo máximo de uma semana, após a data de receção.

Separatas

O primeiro autor receberá um exemplar do número em que o seu trabalho foi publicado e cinco separatas.

DECLARAÇÃO

Autor(es):
Título do artigo:
Autorizo a publicação do artigo supramencionado; cedo a sua propriedade aos **Cadernos de Investigação Aplicada**; confirmo a originalidade do mesmo e que não foi proposto para publicação em qualquer outra edição.

Local:
Data:
Assinatura(s):

www.ingramcontent.com/pod-product-compliance
Lightning Source LLC
Chambersburg PA
CBHW032026290526
45786CB00011B/505